バイオテクノロジー教科書シリーズ 12

生体機能材料学
― 人工臓器・組織工学・再生医療の基礎 ―

東京工業大学名誉教授　工学博士
赤 池 敏 宏 著

コロナ社

バイオテクノロジー教科書シリーズ編集委員会

委員長 太 田 隆 久 (東京大学名誉教授　理学博士)

相 澤 益 男 (東京工業大学長　工学博士)

田 中 渥 夫 $\left(\begin{array}{l}\text{京都大学名誉教授}\\\text{中部大学教授}\end{array}\right.$ 工学博士$\Big)$

別 府 輝 彦 $\left(\begin{array}{l}\text{東京大学名誉教授}\\\text{日本大学教授}\end{array}\right.$ 農学博士$\Big)$

(五十音順，2005年10月現在)

刊行のことば

　バイオテクノロジーは，健康，食料あるいは環境など人類の生存と福祉にとって重要な問題にかかわる科学技術である。

　古来，人類は自身の営みの理解と共に周辺の生物の営みから多くのことを学び，またその恩恵を受けてきた。わが国においても多くの作物，家畜を育て，また，かびや細菌などの微生物をうまく使いこなし，酒，味噌，醬油などを作り出してきた。このような生物の利用は，自然界で起こる現象を基にしてさまざまな技術として生み出されたもので，古典的なバイオテクノロジーといえる。

　しかし，近年になり，生物の構造と機能とに関する理解が進むと，それを基にして生物をさらに高度に利用することが可能となり，遺伝子，細胞，酵素などを容易に取り扱い，各種の技術を通じて生物や生物生産物を産業に役立てる科学技術が生まれ，バイオテクノロジーと呼ばれるようになった。これは先端産業技術の一つであり，化学工業，農林水産業，医薬品工業など多くの産業分野の基盤となっているため，この分野の人材養成が急務とされている。そのため，大学や専門学校などで学部，学科の改組や，新しい学科の創設も行われている。

　従来，生物関連技術に関する教育は農学部などで，工学的な教育は工学部などで行われてきたが，バイオテクノロジーは生物学と工学の境界領域の科学技術であり，今後のこの領域の発展のためには，生物現象に対する深い洞察と優れた工学的手法の双方をもつ研究者や技術者が必要である。したがって教育においても両分野にわたって融合した形で行われることが望ましい。

刊行のことば

　本シリーズは上記の観点に立ち，バイオテクノロジーに関係する学部や学科，および関連する諸分野の学生の勉学に役立つように，バイオテクノロジーに必要な基本的項目を選び，生物学と工学とに偏ることなく，その基礎から応用に至るまでを，それぞれの専門家により平易に解説したものである。

　各巻を読むことによって，バイオテクノロジーの各分野についての総合的な理解が深められ，多くの読者がバイオテクノロジーの発展のためにつくされることを期待する。

　1992年3月

　　　　　　　　　　　　　　　　　　編集委員長　太　田　隆　久

まえがき

　少子高齢化を迎えるわが国を筆頭に，人類の抱える多くの重篤な疾病を克服し，肉体的にも精神的にも健康なからだを維持することへの期待が高まっている。科学技術の進歩により，からだの構成成分である器官・臓器・組織・細胞・生体分子とそれらの階層性を支えるさまざまな情報システム・相互作用に関する理解は急速に進みつつある。地球の有する限られた資源・環境の中で，人間や生きとし生けるものが相克することなく共存・共栄するためには，生体システムそのものと，さまざまな工学（人工）システムとの協調やシンクロナイゼーションが必要不可欠である。

　本書はそのような状況の中で最も切実な課題ともなっている自然環境，特に内なる自然環境ともいうべきからだの組織の平和をどのように維持し，回復するか，あるいは人工物（材料・化学物質）・工学システムがどこまで，自然のからだに置き換わり得るかのチャレンジの指針を提示しようとするものである。各種の医療用材料，人工臓器から始まり，バイオ人工臓器，組織工学，再生医療あるいはドラッグ（遺伝子）デリバリーシステム等々，ネーミングの変遷とともに生体代替へのチャレンジの目標値や質は少しずつアップグレードされているが，人工物と生体との調和を設計するための原則はなんら変わるところがない。高分子などの材料工学と分子・細胞生物学および種々の基礎医学分野の進歩とともに生体機能を代替する材料（バイオマテリアル，バイオメディカルマテリアル）に対する期待に応えようとする生体機能材料学に関する研究分野は，いま非常に活性化しつつある。

　本書は，生体機能材料に興味のある読者が，この分野の全体について平易に理解できるよう記述した。また，上述したような異なる分野の学際化の流れに沿って，基本的な生物学や基礎医学のサイエンスもできる限り取り入れて紹介し，このホットな学際分野を志す若人への指針となるように配慮した。本書の執筆に際し，著者を含め，過去にさまざまな形で出版された教科書・成書・解説・学術論文を参考にさせていただいたが，入門的な内容のため極力，引用・

参考文献を掲載していない。この場を借りて厚く御礼を申し上げたい。したがって，もっと各分野についての知識を深めたい読者は，多くの素晴らしい書籍や論文が発行されているので，書店・図書館・パソコン等々を利用して，自分で検索・探索されることをお勧めする。必要な情報を集めること，それが研究者になる第一歩であると著者は確信している。

著者が1975年，東京大学大学院工学系研究科合成化学専門課程（博士課程）を修了し，恩師である鶴田禎二先生の激励を受けつつ東京女子医科大学日本心臓血圧研究所理論外科へ入門し，櫻井靖久先生の薫陶を受け始めてから本年でちょうど30年になる。いまや世界のバイオマテリアルサイエンティストとして大活躍されておられ，青春時代の研究の同志であった岡野光夫氏（東京女子医科大学教授兼先端医学研究所長）と片岡一則氏（東京大学大学院教授工学系/医学系兼担）との切磋琢磨も記憶に新しい。

ガラクトースポリマー（PVLAなど）の設計と応用に関する小林一清氏（名古屋大学名誉教授）と後藤光昭博士（有限会社セラジックス），曺　鍾守氏（韓国ソウル大学農業生命科学部教授）との20年余に及ぶ共同研究も思い出深いものである。二人の恩師と二人の熱情あふれた同志と三人の真摯な共同研究者に深甚なる感謝の意をささげるものである。

なお，執筆に際し，いろいろご指導いただいた東京工業大学の工藤　明教授，本書で紹介した数々の研究成果の共同作業に加えて，作図，文献検索，入力の作業でご尽力いただいた，著者の研究室のスタッフ，秘書，学生の皆さんに熱き感謝の意を表したい。

最後に，本書の刊行に向けて不屈の闘志を維持しつつ，一方では想像を絶する寛容さと親切心をもって激励してくださったコロナ社の皆さんに深甚なる感謝を申し上げたいと思う。

2005年9月　　緑多き自然環境と意欲あふれた若人に囲まれた東京工業大学すずかけ台キャンパスにて

赤　池　敏　宏

目　　　次

1　生体機能材料とは

2　生体組織と反応

2.1　からだの恒常性維持（ホメオスタシス） ……………………………………4
2.2　生体臓器（組織）の特徴―細胞社会としての臓器・組織と
　　　その構成原理 ………………………………………………………………6
　2.2.1　臓器による生体機能の分業 ………………………………………6
　2.2.2　臓器組織/細胞社会の構造と維持システム ……………………9
2.3　生体反応（生体防御システムと異物反応） …………………………16
　2.3.1　血液凝固・血栓形成反応 ………………………………………18
　2.3.2　炎　症　反　応 …………………………………………………26
　2.3.3　貪食反応（エンドサイトーシス） ……………………………28
　2.3.4　免　疫　反　応 …………………………………………………30
　2.3.5　解　毒　反　応 …………………………………………………32

3　生体適合性材料設計の基礎

3.1　生体適合性と生体機能性 ………………………………………………35
3.2　材料と生体との界面現象 ………………………………………………38
3.3　血液適合性材料 …………………………………………………………40
　3.3.1　抗血栓性材料と抗凝固性材料とは ……………………………40
　3.3.2　設　計　方　法 …………………………………………………42
3.4　組織適合性材料 …………………………………………………………51

3.4.1　材料-生体間相互作用の制御と組織/細胞適合性材料の設計 ……………51
　3.4.2　細胞適合性材料としての細胞認識性高分子の設計 ………………………54
3.5　バイオマテリアルの生体内劣化・分解反応 ……………………………………63
　3.5.1　バイオマテリアルの生体内劣化とは ………………………………………63
　3.5.2　生体内劣化の要因とそのメカニズム ………………………………………64
　3.5.3　化学的劣化反応とその制御 …………………………………………………67

4　人工臓器用生体機能材料設計の基礎

4.1　各種人工臓器のバイオミメティックス―臓器機能 ……………………………78
　4.1.1　人工腎臓 ………………………………………………………………………82
　4.1.2　人工肺 …………………………………………………………………………87
　4.1.3　人工心臓 ………………………………………………………………………89
　4.1.4　人工血管 ………………………………………………………………………91
　4.1.5　人工血液（人工赤血球）……………………………………………………93
　4.1.6　皮膚（粘膜）…………………………………………………………………97
　4.1.7　その他（人工関節，人工靱帯，眼内レンズ）……………………………100
4.2　バイオ人工臓器（ハイブリッド人工臓器）……………………………………101
　4.2.1　なぜバイオ人工臓器が必要か ………………………………………………101
　4.2.2　バイオ人工臓器各論 …………………………………………………………103

5　再生医療への流れ

5.1　再生医療とは ………………………………………………………………………131
5.2　再生医療の基礎（再生医工学）…………………………………………………132
　5.2.1　再生医療のための細胞の探索 ………………………………………………134
　5.2.2　再生医工学としての細胞マトリックス工学 ………………………………135
5.3　再生医療の臓器別展開 ……………………………………………………………136
　5.3.1　肝臓の再生医療 ………………………………………………………………136

5.3.2 肝臓の再生医療と細胞種・スキャフォールドの探索 ……………… *138*
5.3.3 神経系の再生医療（脊髄・末梢神経など）……………………… *140*
5.3.4 骨・軟骨 ………………………………………………………… *143*
5.3.5 角膜・網膜の再生医療 ………………………………………… *144*

6 DDS，遺伝子治療への生体機能材料の応用

6.1 DDS と は ……………………………………………………… *147*
  6.1.1 標的臓器・細胞指向性高分子の設計 …………………………… *148*
  6.1.2 薬剤放出を制御する高分子の設計 ……………………………… *153*
  6.1.3 DDS 設計のケーススタディー
      ―DDS による劇症肝炎治療システムの開発 ………………… *154*
6.2 遺伝子治療に果たす高分子材料 ……………………………… *159*

7 ナノテクノロジーとバイオマテリアルの接点

引用・参考文献 ……………………………………………………… *171*
索　　　引 …………………………………………………………… *172*

1 生体機能材料とは

　20世紀は戦争の世紀であったという位置付けがある。と同時に，20世紀は科学技術が驚異的な進展を遂げた世紀でもあった。医学と工学はその代表であった。さまざまな疾病の原因が解明され，診断技術や治療技術に生かされた。工学（エンジニアリング）も現在に至るまで高度なIT（情報通信）技術，輸送技術，材料技術等々の飛躍を担い続けている。21世紀を迎えた今日，二つの代表的分野は融合し，医用工学という医療の革新技術として結実しつつある。本書で主題として取り上げる"生体機能材料"はそのシンボルともなっている。

　生体機能材料は生体（われわれのからだ）で機能する材料とも位置付けられるし，生体の持つ機能を代行する材料という意味に理解されることもある。現在ではかなり広い概念としてとらえておいたほうがよいだろう。

　以前より，よく使われてきたバイオマテリアル（生体材料）という言葉は，バイオメディカルマテリアル（生医学用材料）とも呼ばれ，一般に医療やバイオテクノロジー分野に用いられる材料の総称である。ほとんど生体機能材料と同じ意味で使われることも多い。手術系・歯科材料や事故・手術後の欠損した生体組織の補綴（てつ）材料として利用されるところからスタートした生体機能材料（バイオマテリアル）は，21世紀の高齢化社会に向け，DDS（医薬投与システム），人工臓器のQOL（生活の質）を高め，さらには再生医療・遺伝子治療等の最先端医療のレベルアップに必要不可欠な分野になるものと予想される。

1. 生体機能材料とは

人間のからだはたった1個の受精卵細胞から出発し、分裂を繰り返しながら分化して60兆個の細胞集団として高度な生体システム個体を完成する。異なる機能を有する270種もの細胞が共存し、組織、器官、器官系へ階層的コミュニティーを構築している。したがって、"生体組織"は細胞という地球上で最も複雑でナイーブな分子集合体からなる「複合材料」であり、インテリジェンスあふれた分子とそのコミュニケーションシステムで構成されている。"生体組織"の重要な担い手である遺伝子、酵素、抗体、生体膜などは、それぞれ核酸、タンパク質、脂質、糖質等の生体分子でできている。一見、神秘的とも思える生命現象は、近年における分子生物学や細胞生物学等々の進歩により、つぎつぎにそのメカニズムが分子・細胞レベルで解明されつつあるが、そのベースとして分子科学（化学）があるのはいうまでもない。階層的で精妙な生体組織の有する機能を分子科学の三本柱というべき有機化学・物理化学・生化学や材料工学・界面化学などの体系化された科学を通じて解明することは、非常に有効である。と同時に、これを工学的に制御したり、医学、薬学の医療分野や、多くの産業分野に応用することが活発に追求されている。生体機能材料（バイオマテリアル、生医学用材料）はそのフロンティアを担っている。例えば、著者らは、高分子系バイオマテリアル設計をベースに、肝がん、肝硬変、劇症肝炎、肝遺伝子病等々の重症肝疾患を診断し、治療するためのデバイスやシステムの開発を行っている。

薬や遺伝子医療を肝臓の特定の細胞に送達させるキャリヤや、がん組織だけを認識するMRI（核磁気共鳴法に基づくイメージングシステム）造影剤用の高分子設計はその成果である。また、肝細胞を高効率で培養し、生体外で肝臓組織に近い細胞集合体組織（スフェロイド）を構築するための特異的な肝細胞用マトリックス（接着基質）も開発している。このシステムを体外循環装置に組み込んだバイオ人工肝臓への応用もチャレンジされつつある。さらにこのスフェロイド形成を利用した新しい効率的な遺伝子導入法も開発された。こうして機能を高めた肝細胞スフェロイドは、マイクロカプセル化や中空糸膜上で培養する等々の操作により体外循環型バイオ人工肝臓に組み込んで利用できる

し，体内埋込み可能の二次肝臓として利用することもできる。分子科学・マテリアル工学と分子・細胞生物学の融合により新しいステージに達しつつあるバイオマテリアル研究は，医療へのさらなる応用に向けて活発な展開が見られている分野なのである。本書において，以上の立場に立ちながら，バイオマテリアル，すなわち生体機能材料の設計の基礎について述べていこう。

2 生体組織と反応

2.1 からだの恒常性維持（ホメオスタシス）

まず最初に，私たちのからだを構成する1個の細胞の一般的な微細構造とその細胞を取り囲む内外の微小環境データを紹介してみることから始めよう（図2.1）。

私たちのからだは，受精卵1個から出発し，分裂（増殖）と分化への過程を経て，およそ270種類の細胞が合計60兆個集合して個体という一つの統合したシステムを構成している。その個体は，全長9万km，総面積6 000 m^{2}に及ぶ毛細血管網に育まれ，36℃前後の体温とpH 7.3前後の体液を保持し，外界からの病原菌を含む異物侵入や温度・湿度の変化，さらには栄養摂取状態の変動に対して安易に追随することなく，むしろ抵抗・防衛をして一定の内部環境を維持しようとする。

このような恒常性の維持はホメオスタシスとも呼ばれている。これが大幅にくずれた状態が病気であり，普通は治療を受けつつ回復することが多い。本書でもこれから述べていくように，組織化された細胞社会である臓器やその集合システムとしての個体は，神経系，内分泌系等々のシステムにより機能的に統合され協調している。そのシステムの保持のために，免疫・炎症・解毒・血液凝固・血栓形成反応などに代表されるさまざまな生体防衛機構をあわせ持っている。

2.1 からだの恒常性維持（ホメオスタシス）

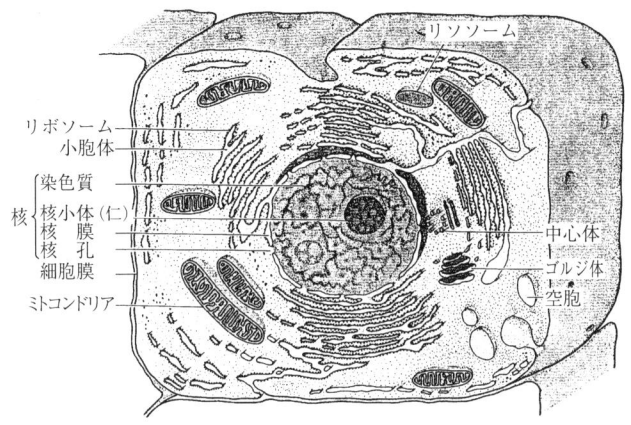

（a） 細胞内の微細構造模式図

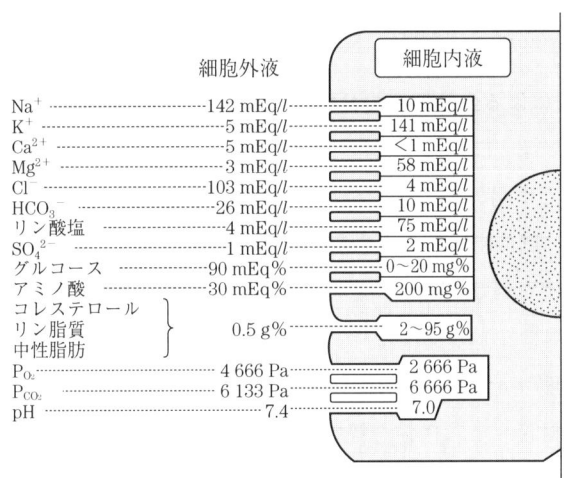

	細胞外液	細胞内液
Na^+	142 mEq/l	10 mEq/l
K^+	5 mEq/l	141 mEq/l
Ca^{2+}	5 mEq/l	<1 mEq/l
Mg^{2+}	3 mEq/l	58 mEq/l
Cl^-	103 mEq/l	4 mEq/l
HCO_3^-	26 mEq/l	10 mEq/l
リン酸塩	4 mEq/l	75 mEq/l
SO_4^{2-}	1 mEq/l	2 mEq/l
グルコース	90 mEq%	0〜20 mg%
アミノ酸	30 mEq%	200 mg%
コレステロール リン脂質 中性脂肪	0.5 g%	2〜95 g%
P_{O_2}	4 666 Pa	2 666 Pa
P_{CO_2}	6 133 Pa	6 666 Pa
pH	7.4	7.0

（b） 細胞内外の微小環境データ

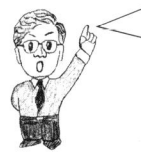

細胞は内なる小宇宙である！ 細胞膜の内と外でいろいろな物質の濃度差が維持されていることが生きているあかしなのだ！ 濃度の平衡化は死だ！

図 2.1 動物細胞の一般的な構造と組成

食事は毎日2～3回間欠的に摂取するのに，生きるためのエネルギーが比較的コンスタントに獲得されるのは，細胞内のエネルギー代謝（例えば，解糖系→クエン酸回路→酸化的リン酸化）によるATP合成がゆっくりと行われ，反応の平滑化（スムージング）が行われることに加えて，インスリンやグルカゴンなどによる内分泌システムや自律神経システムがきちんと作動して調節していることによるのである。これもホメオスタシスの一例である。

人工臓器や再生医療に有用なバイオマテリアル（生医学材料/生体材料）を設計していくためには，このような生体の恒常性維持機構とその乱れ（病気）を分子レベル・細胞レベルで理解していくことが大変重要なことである。それでは，まず生体システム，特に臓器（組織）の構成原理から述べていこう。

2.2 生体臓器（組織）の特徴—細胞社会としての臓器・組織とその構成原理

2.2.1 臓器による生体機能の分業

ヒトのからだは，口から摂取した食物を，食道を経てたどりつく胃や腸で分解し，主として小腸の表面から分解生成物であるアミノ酸，ブドウ糖，脂肪酸，ミネラル（無機物）等々を吸収し，小腸粘膜背後に分布する毛細血管網に送る。これらはやがて門脈として一本化され，肝臓（肝細胞）に吸収され，それぞれ代謝を受ける。一部は高分子化されて血液タンパク質となり，そして多くは低分子代謝物（栄養物・解毒代謝物等々）として全身を循環する。解毒代謝物は腎臓や胆管・十二指腸を経て排出されるが栄養になり得るグルコース（ブドウ糖）やアミノ酸・脂肪酸等々は，血液循環により個体を構成する60兆個もの細胞に再分配され，それぞれの細胞のエネルギー源となったり，構成成分として再加工されていく。肺は，外呼吸器官として，体外環境から大量の空気（酸素）を取り込み，これまた血液循環により全身の細胞内に分配し，細胞内呼吸に利用させて効率よくATP（アデノシン三リン酸）を産生することに貢献する。

ヒト（定温動物）が一定の体内環境の下にあってホメオスタシス（恒常性）

2.2 生体臓器(組織)の特徴—細胞社会としての臓器・組織とその構成原理

を維持する理由は，外部からの病原菌の侵略を含めてダイナミックに変化する内外環境からこれらの細胞〜臓器〜個体の階層的分業システムを守り，一定範囲の安定な状態に保持するためなのである。高等動物は，これを精度よく達成するために脳神経系，内分泌系臓器システムを持ち，こうした全体システムを守るために免疫系や解毒系や血液凝固系を兼ね備えている。

さて，ここで一つ強調しておきたいことがある。前述したように，臓器の相当部分は物質を交換するための機能を有しており，その効率を高めるために内表面積を大きくしている（図 2.2）。

栄養を取り入れる消化器，例えば，長さは 2〜3 m，直径 2〜3 cm の円筒にすぎない小腸は，細胞表面レベルまでの階層的な"ひだ構造"の故に内腔表面積 200 m^2 を誇り，呼吸器としての肺は，気管・気管支から末端単位の肺胞 (60 億個) に至る階層的分枝構造の故に左右両方合わせて 60 m^2 もの表面積となる。老廃物の排出器としての腎臓は，わずか数 cm の大きさであるが，糸球体と尿細管とからなる解剖学的最小単位ネフロンを左右で 200 万個も有しており，内部の表面積は両方で計 7.5 m^2 となる。畳で最大数百枚分とも計算されるこれらの物質代謝系臓器の有する膨大な表面積は，けっきょく，60 兆個もの細胞集団からなるヒトの一個体を生かすためのエネルギー産生システムのサポーターの観客席として必須となるのである。このことは，人工臓器の設計や再生医療のための細胞移植数の試算，再構成臓器（engineered 臓器）の大きさの試算のためにも考慮しておくべき重要なポイントである。さらに，人間の諸活動を支えるドル通貨ともいうべき ATP の高効率産生システムである好気的（酸素を利用する）エネルギー代謝を支えるために，およそ 60 兆個の 40％にあたる 25 兆個もの数を酸素の運び屋に特化した赤血球に割り振り，9 万 km，6 300 m^2 もある鉄道網（血管）を高速で駆け巡らせ，酸素/炭酸ガスを配送させるという事実も人間（動物）にとってエネルギーの産生システムがいかに重要であるかを物語っている。

それでは，つぎに分業された臓器・組織の末端構造である細胞社会の構成原理を簡単に見てみよう。

8   2. 生体組織と反応

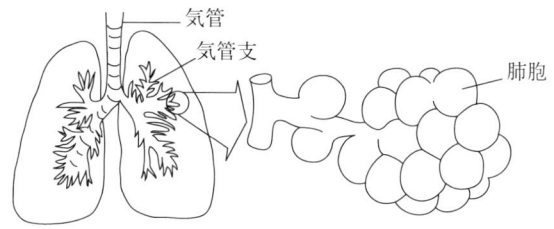

気管は肺で約20回分岐し，肺胞（約60億個）に至る。肺胞表面積は両肺あわせて $30 \text{ m}^2 \times 2$ となる。

（a） 肺（呼吸器）

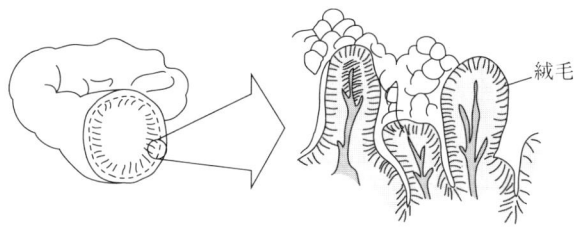

小腸は入れ子構造のようにひだが階層化された表面構造を持つため，200 m^2 もの内腔表面積を有する。

（b） 小腸（消化器）

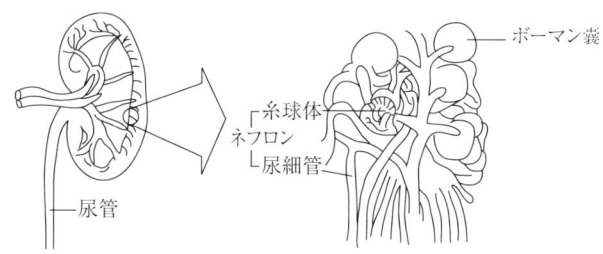

腎臓は左右で200万個のユニット構造（ネフロン）からなる。毛細血管の糸まりともいえる糸球体（血液ろ過システム）で総面積 3 m^2，尿細管（ろ過された原尿の再吸収システム）部の表面積 4.5 m^2 を有する。

（c） 腎臓（泌尿器）

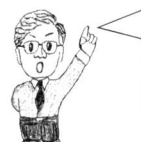

組織/臓器は巨大なシートが折りたたまった千代紙細工のような構造をしている。巨大なシートに何十兆個もの細胞がへばりついているのです！

図2.2 主要臓器の物質交換/代謝機能の高効率化を促進する表面積の広さ

2.2.2 臓器組織/細胞社会の構造と維持システム

「細胞は孤ならず！ 友あり！」といわれることがある。多細胞動物では，ほとんどの細胞が協同して機能的な集団をつくっており，それを組織と呼ぶ。組織は，さまざまに組み合わさって，より大きな機能単位，すなわち器官をつくる。組織内の細胞は通常，細胞外に分泌された巨大分子がつくる複雑な網目構造のベッド，つまり細胞外マトリックスと接している。細胞や組織の結合を助けてもいる。細胞の移動や相互作用はマトリックスを介して起こることも多い（図 2.3）。

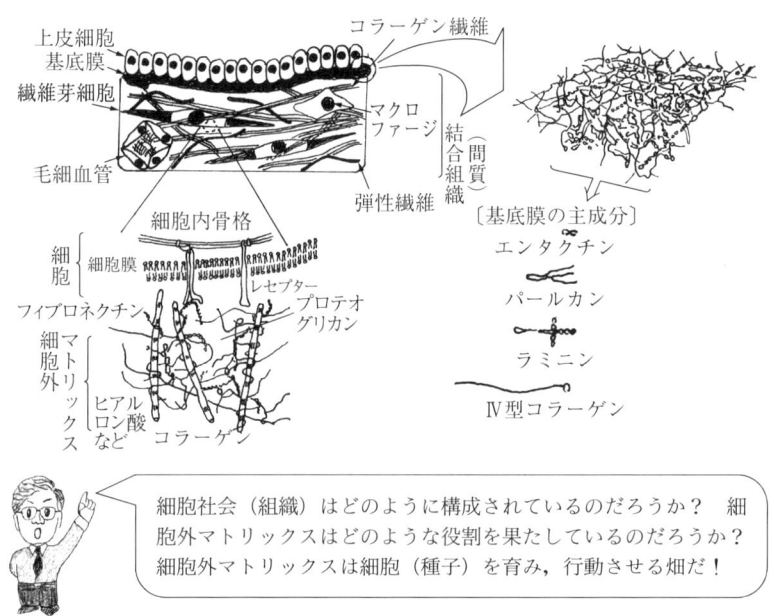

図 2.3 細胞社会（組織）と細胞外マトリックス

〔1〕 細胞‐細胞間相互作用

図 2.4 で示す一般的な細胞社会を見ると，細胞‐細胞間の接着は，隣接する細胞の膜タンパク質（接着タンパク質と総称）どうしの結合で支えられていることが多い。同じ接着分子間で起こる結合をホモフィリック結合，異種分子間で起こる結合をヘテロフィリック結合と呼ぶ。前者の結合に関与する最も重要

10　　2. 生体組織と反応

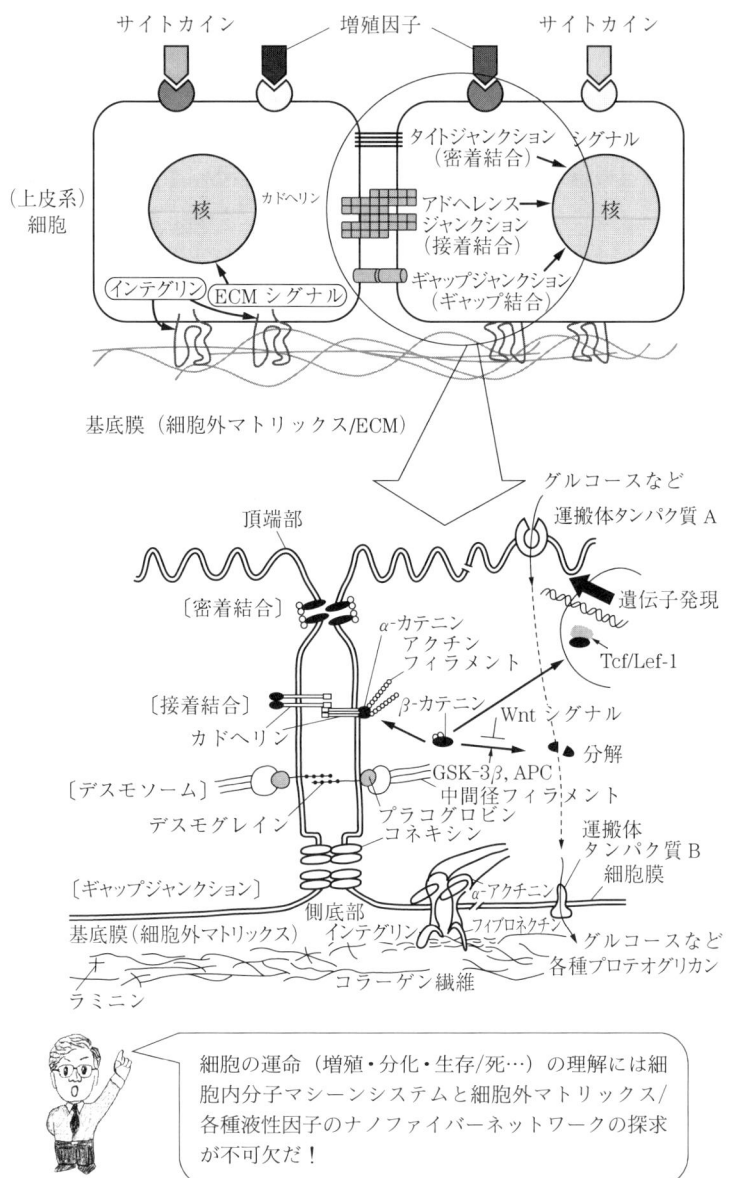

図 2.4　細胞社会の維持に必要な各種の接着分子

なタンパク質がカドヘリンである。いろいろなタイプのカドヘリンが上皮細胞（この場合はE-カドヘリン）などのさまざまな細胞で接着結合（アドヘレンスジャンクション）に関与するが，いずれも分子量約12万の糖タンパク質で，接着維持のためにCa^{2+}を必要としている。カドヘリンはα-カテニン，β-カテニン等々の細胞内分子と協同で細胞接着マシンシステムをつくり上げ，発生過程から成熟過程を含めた組織の形成や維持に関与しており，人工的な組織の再構成を目指すバイオ人工臓器づくりや再生・発生工学上，きわめて重要なタンパク質であるといえる（5，6章参照）。

〔2〕 **細胞外マトリックスの役割**

　組織を形成・維持する上で細胞-細胞外マトリックス（接着基質）間の相互作用も重要である。いわゆる細胞の接着現象とはこのことを指すことが多い。血液細胞・がん細胞以外の多くの細胞は，足場ともいえる細胞外マトリックスへの接着が起こらないと，アノイキス（ギリシャ語でホームレスの意味）と呼ばれる，いわゆるアポトーシス（プログラム死）が起こるので，細胞培養技術や組織工学を目指す上では，マトリックスの利用や新たな設計はきわめて重要である。

　細胞-マトリックス間相互作用に最も重要な細胞膜タンパク質（レセプター）は図2.4と図2.5に示すようにインテグリン（α，β体のヘテロダイマー）分子である。これに対する基質（マトリックス）分子としては，フィブロネクチン，コラーゲン，ラミニン等々（それぞれ何種類かの相同性の高いファミリー分子が存在）が数多く存在し，それに応じて細胞膜レセプターとしてのインテグリン側にもいろいろなファミリー分子が存在する。インテグリン分子の細胞内ドメインも，テーリン，パキシリン，ビンキュリン，サーク（Src），フォーカルアドヒージョンキナーゼ（FAK）など，アクチンフィラメントに至るさまざまな部品としてのタンパク質と協同で，つまり分子の積み木細工のように離合集散することで基質認識と細胞接着をオン・オフ的に制御している。

　カドヘリンもインテグリンもそれぞれのパートナーであるリガンド分子（前者は同じカドヘリン，後者はコラーゲンなど）を認識することによりシグナル

12   2. 生体組織と反応

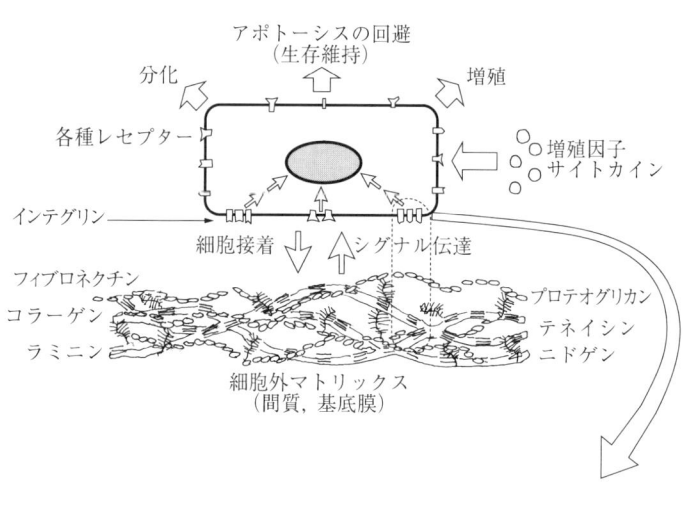

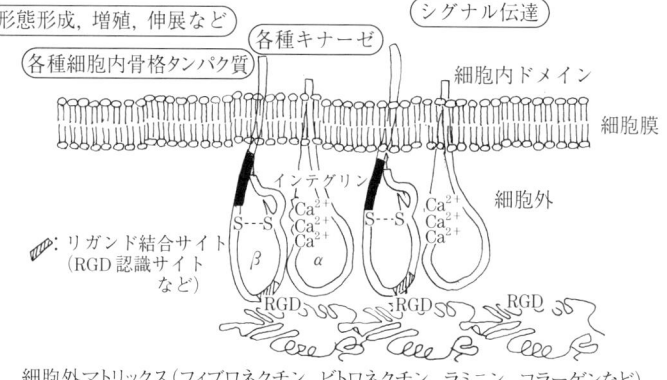

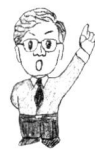
細胞は足場（ベッド/ゆりかご）がなければ生きていけない。細胞のシグナルを制御するのは，はたしてインテグリン-細胞外マトリックスだけだろうか？

図 2.5　細胞接着（細胞-細胞外マトリックス間相互作用）と接着シグナル伝達の役割

2.2 生体臓器(組織)の特徴―細胞社会としての臓器・組織とその構成原理

を内部に伝達して，状況に応じて細胞接着現象と細胞移動現象を制御している．これに至るプロセスについては細胞生物学，発生生物学分野のホットなトピックスであり，つぎつぎに重要な発見がなされ，そのメカニズムの全貌解明への努力が続けられている．

生理的なインテグリン-マトリックス間相互作用のモデル化により，バイオマテリアルとして新たな細胞接着基質を設計することは，今後のバイオ人工臓器，再生医療を目指す上で重要な課題である（5，6章参照）．

さて，図2.3に一般的に示すように生体の各種臓器・組織には上皮細胞の直下にその足場となる基底膜が存在し，そしてその後背地ともいえる間充織には繊維芽細胞，マクロファージなどの細胞の接着と遊走の足場がある．それぞれが高分子性のナノファイバー成分からなり，それらは細胞外マトリックス（ECM）と総称されている．その主成分はプロテオグリカンと繊維状タンパク質である．前者は多糖類である各種のグリコサミノグリカン（GAG）類（コンドロイチン硫酸，ヘパラン硫酸，デルマタン硫酸，ヒアルロン酸等々）が種々のタンパク質と共有結合し，プロテオグリカン（PG）と総称されている．後者はコラーゲン（CL），ラミニン（LN），エラスチン（EN），フィブロネクチン（FN）等々によって成り立っている．それぞれのマトリックス成分はしばしばCLとFN，LNやFNとPG中のGAGといった組合せで，おのおのの特異的ドメインを介した結合によって不溶性のナノファイバーネットワーク（コンプレックス）を形成している．

さて，大変興味深いことには，後述の各種のサイトカイン類や血液凝固系プロテアーゼインヒビター類は，プロテオグリカンの重要な成分であるヘパラン硫酸/ヘパリン等々に強い相互作用で結合している．すなわち，これらの水溶性生理活性物質はそれぞれの産生細胞によって合成・分泌された後，細胞社会組織の足場である細胞外マトリックスにしっかりと捕捉され，必要に応じて改変，トリミングなどを受け，炎症や組織再生時にコラゲナーゼ，各種プロテアーゼ等々の酵素あるいは非酵素系活性化因子の作用を受け，徐々に遊離されて活性を発揮することが多い．そのふるまいは人工的なドラッグデリバリーシス

テム（DDS，6章で詳述）に見られるコントロールリリース（徐放性：制御された放出）と同じように見えることも多い。FGF（繊維芽細胞増殖因子）は繊維芽細胞を筆頭とした種々の間充織細胞や血管内皮細胞の増殖や分化を促進する水溶性タンパク質で，現在，1型（a-FGF），2型（b-FGF）を筆頭に10種類以上が知られている。いずれもヘパリンやヘパラン硫酸に強い親和性を有している。基底膜や種々の組織の細胞外マトリックスに結合沈着することにより，必要に応じた徐放性のみならず安定性を獲得していることすらある。このことは，現在，人工臓器やDDSなどの治療用デバイス設計において酸やプロテアーゼに対する安定性を求めるさまざまなマトリックス設計課題に対して，良いヒントを提供している。

　治療用デバイスのためのバイオマテリアルの究極の目標は適時に適所で生理活性物質（サイトカイン，医薬，遺伝子など）の保持・貯蔵を行い，さらには必要なときに放出して標的（細胞・分子）に送り込むといったインテリジェンスあふれた機能を有することである。生体内のECMというマトリックス材料システムは見事にこの機能をとり行っているのである。止血，血液凝固，線溶，創傷部位の修復に至るプロセスで，いわば急性期のマトリックス材料であるフィブリンゲルが同じような役割を果たしていることも興味深い例である（2.3.1項参照）。このゲルは凝固系の活性化により生じたトロンビンの作用でタンパクである水溶性フィブリノーゲンからの化学変換により形成され，フィブロネクチン（FN）などを介してさまざまなサイトカイン・接着因子を結合・調節し，生体内でのDDS的機能や組織再生の足場としての役目を果たす。そして，その任務を果たし終えた後には見事に消え去っていく臨機応変型のインテリジェントマトリックス材料でもある。このこともバイオ人工臓器やDDS研究者の記憶にとどめておき，合成マトリックス設計上の目標とすべき点である。

〔3〕 **細胞活動の制御因子としてのサイトカイン，増殖因子，液性因子**

　細胞–細胞間相互作用，細胞–マトリックス間相互作用の組合せに加えて，各種のサイトカイン，増殖因子，ホルモン，栄養因子等々の液性因子によって細

2.2 生体臓器（組織）の特徴—細胞社会としての臓器・組織とその構成原理

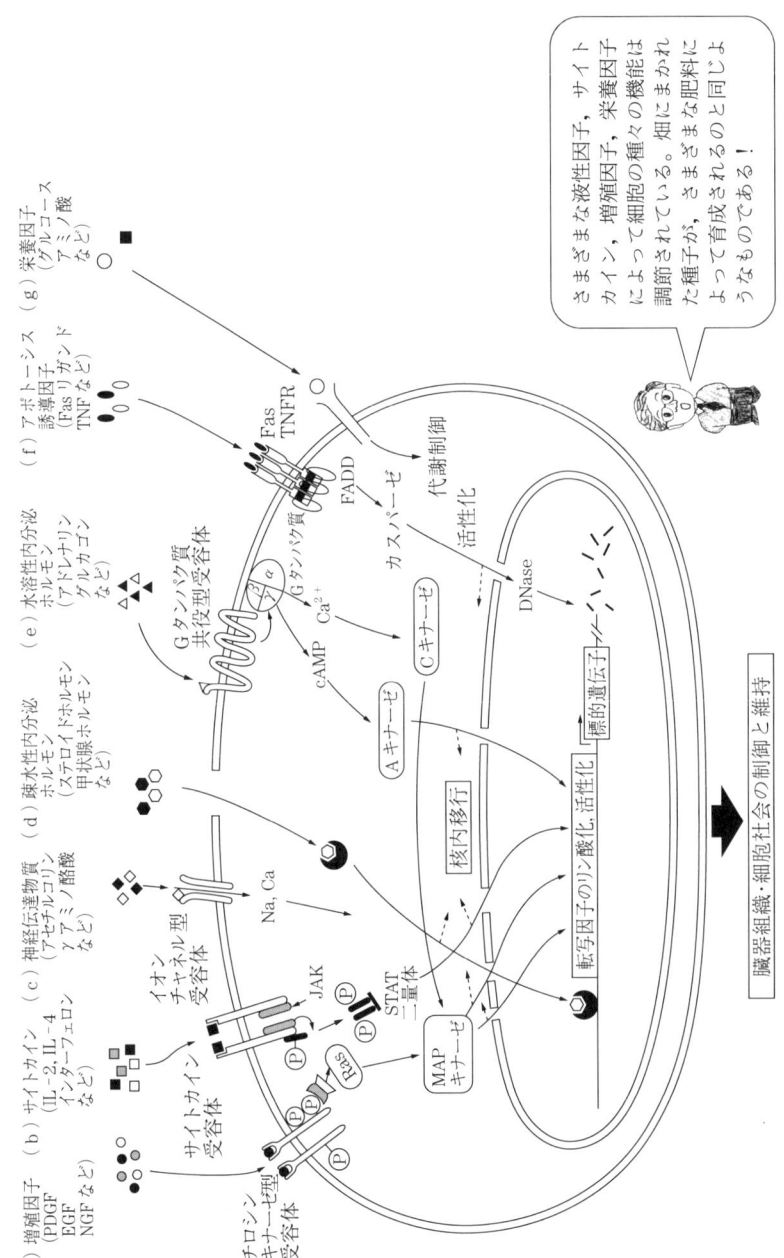

図 2.6 細胞の機能調節と維持

胞は，臓器・組織としての基本構築を形成（発生，再生）する。必要に応じて，細胞の分化・増殖・アポトーシス・移動・接着促進等々の機能を制御する因子としてさまざまな液性因子の役割が知られている。

図 2.6 に示されるようにその多くは細胞膜表面に存在する特異的なレセプターにより認識・結合される。このレセプター－リガンド間結合によってシグナルが細胞内部に伝えられる。例えば，上皮細胞増殖因子（EGF）や肝細胞増殖因子（HGF）はさまざまな細胞に存在する EGF レセプター，HGF レセプターを介し，増殖遊走などのさまざまな機能の制御に関わっており，さらに前述した接着分子との間ですら情報交換をしあっている（シグナルのクロストーク）。そのシグナル伝達メカニズム，マルチな制御システム，クロストークの有無等々の研究テーマはこれまた細胞生物学分野の最前線に位置している。

グルコースやアミノ酸などの栄養因子や水溶性ペプチドホルモン，アセチルコリン，Ca^{2+}，Na^+ などの無機イオン等々には，疎水性分子とは異なり，そのまま細胞膜を通り抜けるシステムが存在しないため，独特のトランスポーターやチャネルが細胞膜に存在し，細胞内での代謝系分子システムやシグナル受容体システムと連携して細胞機能の調節に働いている。

一方，ステロイドホルモンやその類似分子（いわゆる環境ホルモンなど）のように，分子の疎水性が高いため細胞膜をレセプターの関与なしに通過できる物質群は，細胞内レセプターと結合し，遺伝子の転写などに直接的に関与していることが多い。

いずれのシグナル伝達システムも細胞機能の活性化あるいは抑制に関与しているわけで，細胞を相手にするバイオマテリアル研究者にとっては重要な研究課題である。

2.3 生体反応（生体防御システムと異物反応）

生体システムは個体レベルでの恒常性（ホメオスタシス）を維持するために，外界とのコミュニケーションに伴ない不可避的に侵入してくるさまざまな異物（細菌，ウイルス，xenobiotics，…）からの防衛システムを有している

(図2.7)。物理的な異物/刺激としては光・放射線や熱のほかに粉体，物体破片などの機械的異物があり，皮膚の角質層（ケラチン層/髪の毛も含む）やメラニン細胞などが，その最前線を守っている。細胞内の分子レベルの防衛システムとしては最近活発に研究されているヒート（熱）ショックタンパク質や，遺伝子修復システムなども含まれる。皮膚・粘膜など体表を覆う生体組織の損

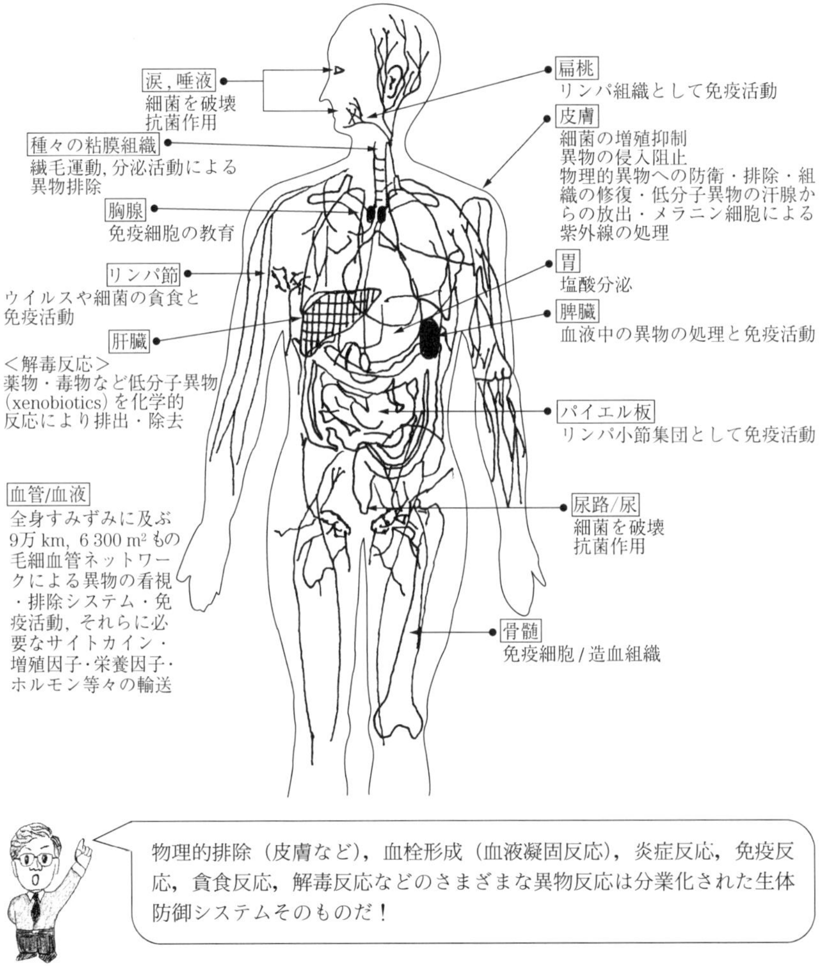

部位	機能
涙，唾液	細菌を破壊 抗菌作用
種々の粘膜組織	繊毛運動，分泌活動による異物排除
胸腺	免疫細胞の教育
リンパ節	ウイルスや細菌の貪食と免疫活動
肝臓	＜解毒反応＞ 薬物・毒物など低分子異物(xenobiotics)を化学的反応により排出・除去
血管/血液	全身すみずみに及ぶ9万km，6300 m² もの毛細血管ネットワークによる異物の看視・排除システム・免疫活動，それらに必要なサイトカイン・増殖因子・栄養因子・ホルモン等々の輸送
扁桃	リンパ組織として免疫活動
皮膚	細菌の増殖抑制 異物の侵入阻止 物理的異物への防衛・排除・組織の修復・低分子異物の汗腺からの放出・メラニン細胞による紫外線の処理
胃	塩酸分泌
脾臓	血液中の異物の処理と免疫活動
パイエル板	リンパ小節集団として免疫活動
尿路/尿	細菌を破壊 抗菌作用
骨髄	免疫細胞/造血組織

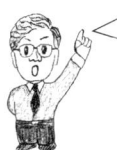

物理的排除（皮膚など），血栓形成（血液凝固反応），炎症反応，免疫反応，貪食反応，解毒反応などのさまざまな異物反応は分業化された生体防御システムそのものだ！

図2.7 体のホメオスタシス維持システムとしての生体防御システム

傷（けが/創傷）に伴ない，さまざまな細菌，ウイルス，異物質等々の侵入が起こる．局所の血管，リンパ管，血液，リンパ液とその構成成分（細胞・タンパク質等々）を総動員して，排除すべく防衛戦争を行うシステムが炎症反応である．貪食反応はその一翼を担い，バイオマテリアル設計（生体適合性材料，医薬・遺伝子キャリヤ材料）上，特に注目すべき異物反応の代表ともいえる．いわゆる病原性の高い細菌，ウイルスに対して生体システムはマクロファージや樹状細胞による抗原提示と引き続く抗原記憶と免疫応答などで対処する．化学的異物（xenobiotics）に関しては，高分子量異物に対して貪食細胞による取り込み・分解反応（貪食・貪飲反応）が作動し，低分子量異物に対して主として肝細胞による解毒・排出反応が行われ，ホスト側のホメオスタシスの危機を防衛することになる．一連の生体防衛反応を担う細胞（兵士）の輸送（兵站）をおもに担うパイプラインである血管システム（鉄道網）の正常運転を恒常的に行うため，異常事態（堤防・パイプの破損・決壊）に備えるシステムとして血栓形成や血液凝固反応がある．さらに，それらを元の組織に完全復旧するために，創傷（けが）の治癒システムがある．

以上，述べたようなインテリジェントな生体防御システムに対する理解はいわば異物として生体内に埋め込まれたり，体外循環系として血液に触れるバイオマテリアル研究のためにはきわめて重要である．

2.3.1 血液凝固・血栓形成反応

前述したようにヒトの個体はおよそ270種類，60兆個の細胞が機能分化した臓器/器官系を構成しており，いわば業種の異なる工場やオフィスからなるコンビナートや都市のシステムのようなものである．各組織・プラントを連絡しあう役割をも果たす血管系は，それ故，鉄道・道路・上下水道・通信網を兼ねた最も重要なパイプラインである．

血管網が人間一人のからだに長さ9万km，面積 6 300 m^2 も存在するのは驚異的にも思われるが，その役割から判断すれば当然でもある．その中をスムーズに流れることにより，各組織において O_2（酸素）と CO_2（二酸化炭素）の

2.3 生体反応（生体防御システムと異物反応）

交換機能を果たす赤血球は 25 兆個も存在し，その重責を担っている。

後述する白血球，血小板を含め図 2.8 にバイオマテリアル設計に必須の血管/血液に関する基本的データを示し，表 2.1 に血液凝固因子の種類を示しておくので，呼吸を媒介する酸素の運搬と生体防衛反応・止血血栓等々の現象に大活躍している血球成分や血液タンパク質成分についての理解を深めてほしい。

さて，われわれのからだでホメオスタシスという重要な役割を果たしているのが血管系/血液システムであるので，ひとたび血管が破れたり，異常な表面

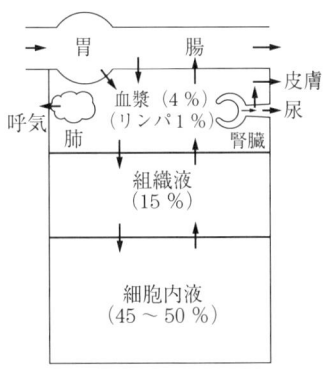

(a) 体液の区分

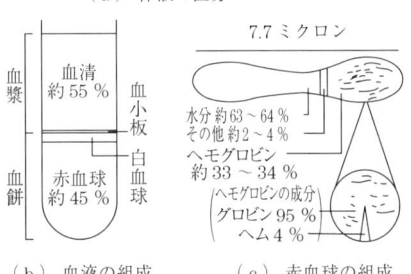

(b) 血液の組成　　(c) 赤血球の組成

・血管
　血管内腔面積　6 300 m²
　血管総延長キロ数　9 万 km
　毛細血管直径　8 μm
　総数　100 億本
　内皮細胞のすきま　100～200 Å
・血液
　赤血球：密度　450～500 万個/mm³
　　　　　直径　7.7 μm
　　　　　厚さ　2 μm
　　　　　数　25 兆個
　　　　　寿命　120 日
　　　　　（毎秒 300 万個の再生）
　血小板：密度　20～50 万個/mm³
　　　　　大きさ　直径 2～3 μm
　　　　　厚さ　1 μm
　　　　　数　1 兆個以上
　　　　　（1 mm³ 中に 10～40 万個）
　　　　　寿命　10～14 日
　　　　　（1 日 2 000 億個の再生）
　白血球：密度　5 000～9 000 個/mm³
　　　　　大きさ
　　　　　　好中球　直径 14 μm
　　　　　　リンパ球　10～12 μm
　　　　　　単球　16～17 μm
　　　　　　好酸球　15 μm
　　　　　　好塩基球は不ぞろい
　　　　　数　赤血球の 700 分の 1
　　　　　寿命　3～5 日
　　　　　出血致死量は 2 分の 1
　　　　　（25 % で危険，50 % で死亡）

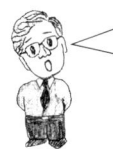 9 万 km もの血管網を有し，毎秒 300 万個の赤血球を再生するわれわれのからだは巨大路線を有する鉄道王であり，化学コンビナートのオーナー経営者だ！

図 2.8　バイオマテリアル設計に必須な血管/血液に関する基本的データ

2. 生体組織と反応

表 2.1 血液凝固因子およびその阻害因子の名称と分子量

	ローマ数字による名称	慣用名	分子量
凝固因子	I因子	フィブリノーゲン (fibrinogen)	340 000 (ヒト) 340 000 (ウシ)
	II因子	プロトロンビン (prothrombin)	72 000 (ヒト, ウシ)
	III因子	組織トロンボプラスチン (組織因子) (tissue thromboplastin)	—
	IV因子	カルシウムイオン (Ca^{2+}) (calcium ion)	40
	V因子	プロアクセレリン (proaccelerin)	335 000 (ヒト) 340 000 (ウシ)
	VII因子	プロコンバーチン (proconvertin)	45 500 (ヒト, ウシ)
	VIII因子	アンチヘモフィリック因子 (antihemophilic factor)	230 000 (ヒト)
	IX因子	クリスマス因子 (Christmas factor)	57 200 (ヒト) 55 400 (ウシ)
	X因子	スチュアート因子 (Stuart factor)	58 900 (ヒト) 55 000 (ウシ)
	XI因子	血漿トロンボプラスチン前駆体 (PTA) (plasma thromboplastin antecedent)	140 000 (ヒト) 124 000 (ウシ)
	XII因子	ハーゲマン因子 (Hageman factor)	76 000 (ヒト) 74 000 (ウシ)
	XIII因子	フィブリン安定化因子 (fibrin stabilizing factor)	320 000 (ヒト, ウシ)
	—	プレカリクレイン (prekallikrein)	85 000 (ヒト) 88 000 (ウシ)
	—	高分子キニノーゲン (HMW キニノーゲン) (high molecular weight kininogen)	108 000 (ヒト) 76 000 (ウシ)
阻害因子	—	アンチトロンビンIII (antithrombin III)	56 000 (ヒト, ウシ)
	—	$α_2$-マクログロブリン ($α_2$-macroglobulin)	760 000 (ヒト)
	—	$α_1$-アンチトリプシン ($α_1$-antitrypsin)	51 000 (ヒト, パブーン)
	—	C1-インアクチベーター (C1-inactivator)	104 000 (ヒト)
	—	プロテイン C (protein C)	62 000 (ヒト) 56 000 (ウシ)

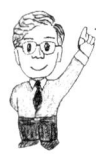

凝固因子の一つでも欠損したり,欠乏すると血液は固まりにくくなる。血液凝固因子の多くは肝細胞がつくっている!

(空気や動脈硬化表面や人工臓器などのプラスチック表面など) に接触するとすばやく破損部分をふさいだり，流動性を失うことで生体防衛することになる。

図 2.9 に血栓形成・血液凝固と血管組織修復過程の一連のドラマ（防衛反応）とその主要な役者（細胞や因子など）を示す。これらはオペラやオーケス

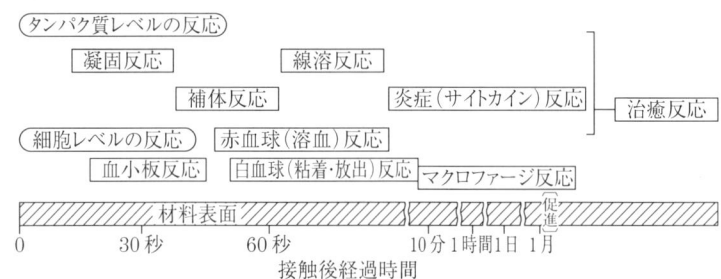

(a) 血管損傷時や人工材料（異物）表面上での各種の血液・組織反応
（タンパク質レベル・細胞レベルの反応）

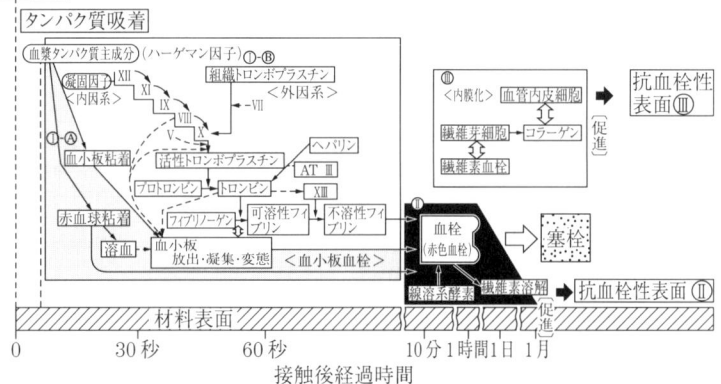

(b) 材料（異物）表面上での血栓形成

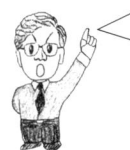

血管損傷・出血・止血・組織治癒は内なる宇宙（体）の壮大なドラマであり，血管・血球を構成する細胞メンバーと凝固因子などの分子メンバーの奏でるオーケストラ演奏だ！

図 2.9 血栓形成・血液凝固と血管組織修復過程の高度なインテリジェントシステム

トラ演奏とたとえればわかりやすく面白いが，分子シンクロナイゼーション，細胞シンクロナイゼーションの過程と見なすことで，生命現象にしばしば見られる分子・細胞が協調して助け合う"造化の妙"を感じ取ることも重要である。

図 2.10 で示す血小板は，常時，血管中を流動し，パトロールしながら血管壁の異常部を検知した場合にはまず最初に活性化し，仲間を呼びよせ凝集し，欠損部や異常部をふさぐ役割（止血・血栓）を担っている。その反応時間は秒〜分のオーダーで比較的早い。一方，タンパク質成分としての凝固因子（図

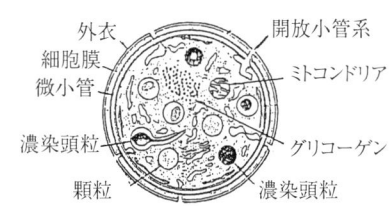

（a）血小板の断面図（電子顕微鏡観察に基づく）

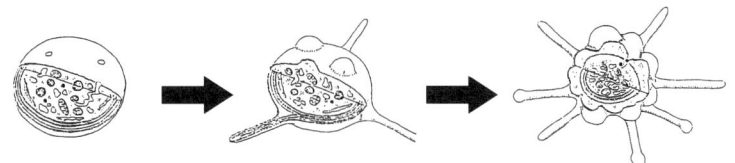

（b）血栓形成時の活性化反応

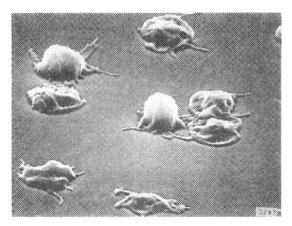

（c）活性化した血小板の走査型電子顕微鏡観察

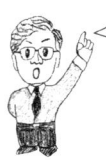

血小板細胞は血管壁の異常を検知するパトロール隊であり，修復のための工作隊でもある！

図 2.10　血小板の構造と活性化反応の多様性

2.9) はハーゲマン因子（XII（12）因子）などの接触活性化から始まり，つぎに控える凝固因子を順番に活性化していくカスケード型反応として進行する。最終段階として後述（チャレンジコース 2.1）するようにフィブリノーゲンの部分加水分解物であるフィブリンモノマーが重合した後に，フィブリン安定化因子（XIII（13）因子）により架橋したフィブリンゲルを形成して血管欠損（決壊）部をシールするものである。この反応プロセスは血管組織修復に至るまでの当分の間，決壊部からの血液漏れを押さえるための安定かつ確実な血管（パイプ）のシーリングを行うために必須となる。拙速を避け，反応に正確さを期するため，反応には通常 10 分前後を要し，数分以内に完了する血小板反応に比べ遅いのが特徴である。

さて，図 2.9 は，病理的変化としての血栓形成・血液凝固反応を紹介していると同時に，事故・けがなどによる血管損傷を受けた場合や，著しい動脈硬化表面が形成された場合，あるいは人工臓器用プラスチックなどの異物である人工材料表面に触れた場合において発生する血液凝固反応と血栓形成の過程とその後の修復過程を示したものでもある。血管破損部やひどい動脈硬化表面あるいは抗血栓性の悪い材料表面では，内因系あるいは外因系の凝固系タンパク質の活性化反応が血小板血栓系反応と並行してカスケード的に進行していき，最終的にはトロンビンによるフィブリノーゲン-フィブリン転換反応へと進行していく。この結果，生じたゲルが，赤血球，白血球，血小板をも巻き込んで赤色血栓となる。その赤色血栓が血流を遮断し，場所によっては心筋梗塞，脳塞栓（脳梗塞，脳卒中の一種）などの致命的結果を引き起こす。

しかしながら，血管損傷の動脈硬化の程度，さらには材料や血流条件によっては異常血管表面・人工材料表面上で比較的薄い赤色血栓膜のまま塞栓に至らず，やがて白色の繊維素（フィブリン）血栓へと移行し，それを足場に繊維芽細胞が増殖していく現象が見られる場合もある。ここまで進行すると，形成フィブリン繊維や，さらに繊維芽細胞によって分泌・構築されたコラーゲン繊維膜上に血管内皮細胞が単層ライニングし（血管内膜形成），条件によっては中膜・外膜組織もあわせて再建され，生体血管表面とほとんど変わらない血液適

合性を発揮することになる。損傷血管の治癒現象や半永久的な埋込みを前提とした大動脈用人工血管（グラフト），心臓用パッチ，人工弁弁輪用材料（例えば，ポリエステル繊維，延伸テフロンなど）の血液適合性"獲得"の機序はこのようなものである。このプロセスは創傷治癒のプロセスとも類似しており，通常，（人工）血管の治癒過程ともいわれている。これは，（人工）材料を足場としていち早く生体化させ形成された生体（血管）表面に血液適合性を担わそうとするものである。この場合においては，いかに材料設計をうまく行い，埋

チャレンジコース 2.1

ここでバイオマテリアル研究の上で最も重要な血液凝固反応の現象を理解してもらうために少し詳細にフィブリン繊維形成過程を紹介しておこう。

フィブリノーゲンは，血漿中に 300～400 mg/dl 存在し，分子量 34 万で Aα，Bβ，γ 鎖の 3 種のサブユニット 1 対ずつからなる 6 本の鎖から構成された二量体型の糖タンパク質である。図 1 に Doolittle により提案された分子モデルを示した。フィブリノーゲン-フィブリン転換反応はつぎの三段階から形成される。図 2 はその反応過程を示している（1Å = 10^{-10} m）。

$$F \xrightarrow{T} f + fpA + fpB \cdots\cdots\cdots\cdots\cdots\cdots\cdots\cdots\cdots\cdots\cdots\cdots\cdots(1)$$

フィブリノーゲン（F）がトロンビン（T）の限定加水分解によって，フィブリンモノマー（f）とフィブリノペプチド（fp）に分解される。

すなわちエンドペプチダーゼであるトロンビンの作用により α 鎖および β 鎖はアミノ末端から 16-17 番目，14-15 番目の間でそれぞれ切断され，fpA および fpB を離脱する。フィブリノーゲン分子の実効荷電は 1 分子当り -20 であり，上記 fpA，fpB の離脱に伴い，その負荷電の約半分を失うが，それでもなお負に帯電している。

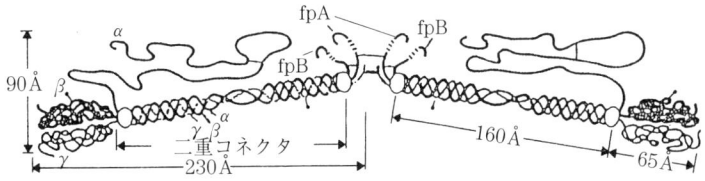

図 1　Doolittle により提案されたフィブリノーゲン分子モデル

2.3 生体反応（生体防御システムと異物反応）

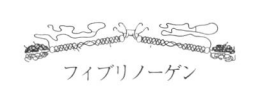

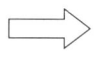

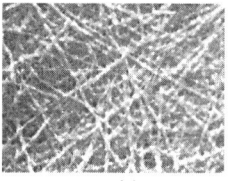

フィブリノーゲン

フィブリノーゲン分子
フィブリノペプチド A (fpA)　トロンビン（酵素）
加水分解により fpA と fpB が切り離される
フィブリノペプチド B (fpB)

フィブリン

血管またはバイオマテリアルの表面

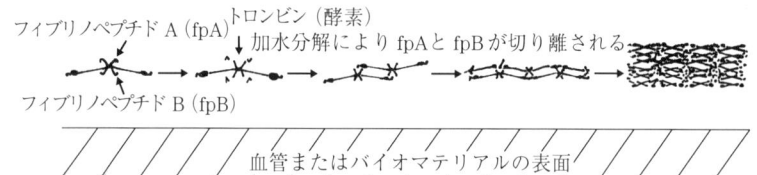

図2　インテリジェントな繊維製造システムである
フィブリノーゲン-フィブリン転換反応

$$Nf \rightleftharpoons f_n \quad\quad\quad\quad\quad\quad\quad\quad\quad\quad\quad\quad\quad\quad (2)$$

f が静電的に例えば N 個重合して重合度 n のフィブリンポリマー（f_n）となる。

$$Mf_n \xrightarrow{FSF} \text{フィブリンネット} \quad\quad\quad\quad\quad\quad (3)$$

トロンビンと Ca^{2+} により，フィブリン安定化因子（FSF，XIII因子）が活性化されると，例えば，M 個のフィブリンポリマーが橋架けされ，網状に組み合わされてフィブリンネットに成長する。活性化13因子（F XIII a）の作用により形成された ε-(γ-glutamyl) lysine 結合により lysine 残基がブロックされ，実効荷電はフィブリンモノマーに比べ再び若干負側にシフトする。このようなタンパク質の反応に伴い，荷電状態が変化し，ナノファイバーの形成過程が制御され創傷治癒に関わる細胞の応答が制御されていくプロセスは，ファイバー工学者はもちろんのこと，これまたバイオマテリアル研究者，特に再生医療のためのマトリックス（スキャフォールド：足場）を目指す人々には示唆に富むものである。

血液凝固反応の最終段階はフィブリノーゲンをフィブリンに転換するタンパク質分解反応とそれに引き続く重合反応に基づく自己組織化ともいうべき繊維形成反応である。このとき，血液凝固第XIII (13) 因子はフィブリン分子間に架橋を形成し，止血作用を完全にする。第XIII (13) 因子欠乏の場合には，止血困難なばかりでなく創傷治癒が良くないことから，創傷治癒の過程にも第XIII (13) 因子とその結果生じる架橋ナノファイバー構造が深く関与しているものと推測されている。

込み初期の血栓形成，さらにはフィブリン形成，血管内皮細胞増殖を制御するかがキーポイントになっている。

そこで，この点をさらに明らかにするために，フィブリノーゲン-フィブリン転換反応と引き続く繊維芽細胞の応答をシャーレ内（*in vitro*）で再現するモデル研究も行われている。この各過程に対する繊維芽細胞の粘着，形態変化，増殖が，それぞれフィブリンの繊維完成度と相関しており，創傷治癒との相関性の高いことが指摘されている。

2.3.2 炎 症 反 応

炎症反応とは，生体組織が異物によって侵入・傷害を受けた場合に引き起こされる生体反応である。とりわけ，感染性の強い微生物（細菌，ウイルス）が侵入した場合には，組織傷害は大きく，生体反応も大きなものとなる。しかしながら，炎症反応とは，本来われわれのからだを危険な病原性微生物から守る一種の生体防衛反応システムであるということができる。炎症反応を時間経過とともに観察すると図 2.11 のように一般化して表すことができる。これを大きく分けると，（1）異物侵入の一番初期である急性期の反応システムと（2）その後のゆっくりとした慢性期の反応システム，（3）対侵略防衛戦争で破壊された組織の修復と再生の反応システムに分類できる。（1）急性期における炎症反応の過程は通常つぎの三つの過程に分けることができる。① 感染部位への血液供給量の増加。② 毛細血管を構成する血管内皮細胞の反応性の増加に伴う血管透過性の亢進。これにより，通常，血管外へ出ていかない免疫系可溶性因子（その多くはタンパク質）なども組織内へ浸透し，感染部位へ到着することができるようになる。③ 多形核白血球（好中球）や単球のような白血球が毛細血管より組織中に移行し，さらに感染部位へ移動する（chemotaxis）。このような急性期を過ぎると，炎症は（2）慢性期に入り，単球，マクロファージ，さらにはリンパ球や形質細胞等々の細胞浸潤が観察される。

以上の経過をたどり，最終的には繊維質に富む瘢痕組織が形成され，（3）組織の修復・再生とともにかさぶたとして脱落していく。これらの炎症反応

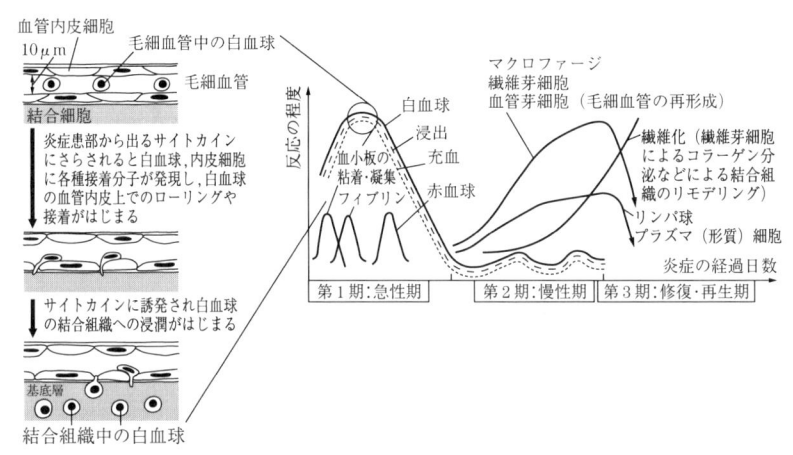

2.3 生体反応（生体防御システムと異物反応）

血管内皮細胞
$10\mu m$
毛細血管中の白血球
毛細血管
結合細胞

炎症患部から出るサイトカインにさらされると白血球，内皮細胞に各種接着分子が発現し，白血球の血管内皮上でのローリングや接着がはじまる

↓サイトカインに誘発され白血球の結合組織への浸潤がはじまる

基底層

結合組織中の白血球

反応の程度

白血球
浸出
充血
赤血球
血小板の粘着・凝集／フィブリン

マクロファージ
繊維芽細胞
血管芽細胞（毛細血管の再形成）
繊維化（繊維芽細胞によるコラーゲン分泌などによる結合組織のリモデリング）
リンパ球
プラズマ（形質）細胞

炎症の経過日数

| 第1期：急性期 | 第2期：慢性期 | 第3期：修復・再生期 |

炎症反応の起こる部位によって組織特異的細胞なども登場しながら創傷治癒現象や組織再生などと呼ばれる現象が完成する。

（a）炎症反応の時間的推移

炎症組織

K^+
ブラジキニン
PGE_2等
発痛物質

感染
外傷
物理的刺激
化学的刺激

細胞破壊
血管透過因子
ハーゲマン因子

疼痛（PG等の刺激）
発熱（代謝亢進）
発赤（充血）
腫脹（浸出，浸潤）

インターロイキン1
マクロファージ — 異物処理
Ｔリンパ球 — リンホカイン／細胞破壊
Ｂリンパ球 — 抗体
多核白血球 — 食作用／殺菌／中和／H_2O_2
タフトシン
繊維芽細胞増殖
コラーゲン，多糖類
細菌 fMet-Leu-Phe 血管新生，組織再生

内皮 → 血管拡張 → 血管透過性亢進 → 白血球遊走

ヒスタミン，ペプチド，セロトニン，ロイコトリエンB_4

局所刺激 | 第1期（循環障害と浸出） | 第2期（浸潤，増殖） | 第3期（修復再生・瘢痕化）

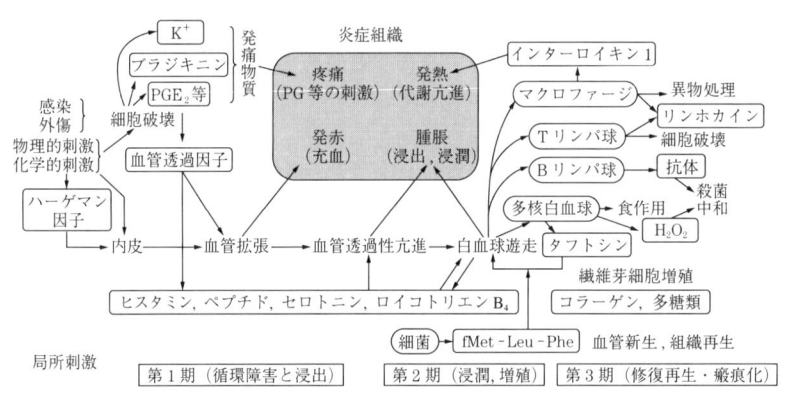

（b）炎症反応における各種炎症性因子

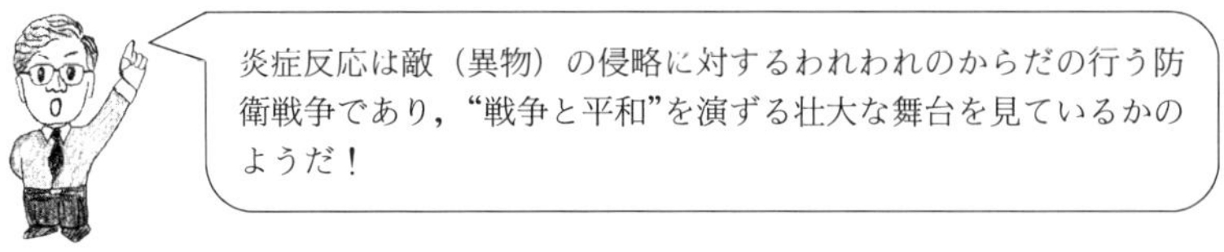

炎症反応は敵（異物）の侵略に対するわれわれのからだの行う防衛戦争であり，"戦争と平和"を演ずる壮大な舞台を見ているかのようだ！

図2.11 炎症反応の時間的推移とそれを支える各種炎症性因子の参加

は，外来性の異物が細菌やその他の微生物であっても，あるいは非生物性の人工材料（バイオマテリアル）であっても基本的には変わらない。刺激性の強い材料であったり，有毒な低分子を含有し，放出する材料であったりすれば，炎症反応は長引き，組織修復は遅れることになる。巨大な異物であれば，慢性期に繊維芽細胞によって活発に分泌されるコラーゲン繊維によって取り囲まれ（カプセル化），準安定状態が続く。以上，述べてきたように炎症反応は生体内で生じるきわめて複雑な反応であるが，生体適合性の高い体内埋入用材料の設計において炎症反応の克服は重要な課題の一つである。

生体外（$in\ vitro$），例えば，シャーレの中でこの反応システムをモデル化することは大変困難であるが，例えば，各組織を構成する細胞や液性成分がバイオマテリアルと接触した際にどのように応答（認識・接着・マトリックスプロテアーゼの分泌・細胞外マトリックス分泌等々）するかを解析し，炎症性細胞との相互作用を解析することなどが重要な作業となる。例えば，著者らは，マテリアルによって誘起される肝臓での組織反応を追跡するシャーレ内モデルを追求している。培養初期の認識・接着から培養時間経過に伴う分化機能の変化，細胞移動，組織化・マトリックスの分泌と分解（肝臓内埋入物に対するカプセル化のモデルともなる）・増殖・アポトーシス（細胞のプログラム死）等々に至るプロセスの系統的解析を進めている。

2.3.3 貪食反応（エンドサイトーシス）

生体内に埋入された異物は，マクロファージ・樹状細胞・白血球・神経グリア細胞，血管内皮細胞などの貪食細胞や多くの網内系細胞によって識別され，食作用を受ける。貪食細胞の多くは免疫反応にも関連深いが，いわゆる抗原性のない異物に対しても食作用を示すことが多い。例えば，マクロファージが赤血球を貪食する場合，自己の正常な赤血球はけっして貪食しないが，ひとたびこれが変化したり老化したりすると必ず攻撃する。最近では，自己細胞でアポトーシス（プログラム死の一種）を起こした自己細胞に対してもマクロファージなどは攻撃し，貪食作用を示すことがトピックスとなっている。このような

2.3 生体反応（生体防御システムと異物反応）

異物認識は，マクロファージと異物間の表面の相互作用を通じてのみでも可能であるが，抗体や補体のようなタンパク質性の生体成分による前処理があるとさらに増強される（オプソニン効果）。また，同様に変性・分解したコラーゲンは生体にとっては異物となり，マクロファージなどによって貪食・消化される。血管内に注入された微粒子に対する網内系システム（RES）による処理（6.1.1項参照）のほとんどはここで述べる貪食反応そのものである。このような食作用における異物認識のメカニズムに関しては，未解明の部分が非常に多い。図 2.12 は，新たな生体機能材料を生体内に埋入した場合に貪食細胞が材料側の諸要因とどのようにかかわり合うかを模式的に示したものである。

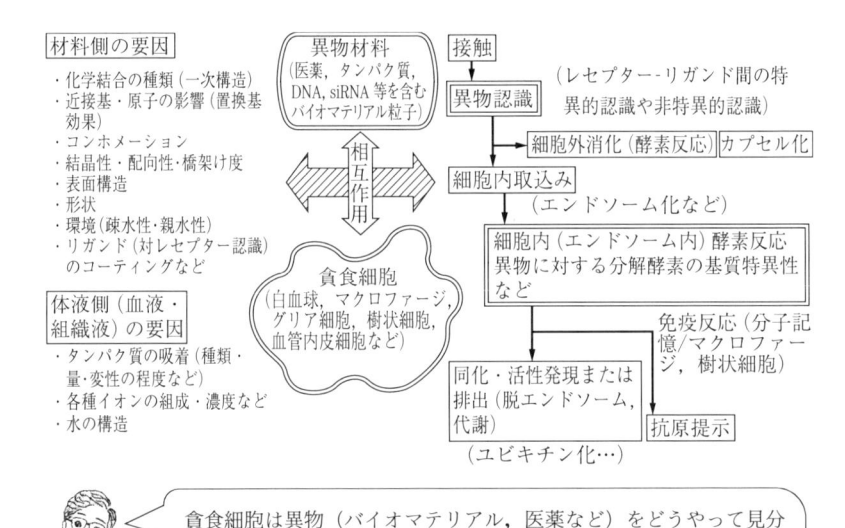

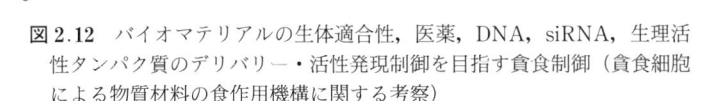

材料側の要因
- 化学結合の種類（一次構造）
- 近接基・原子の影響（置換基効果）
- コンホメーション
- 結晶性・配向性・橋架け度
- 表面構造
- 形状
- 環境（疎水性・親水性）
- リガンド（対レセプター認識）のコーティングなど

体液側（血液・組織液）の要因
- タンパク質の吸着（種類・量・変性の程度など）
- 各種イオンの組成・濃度など
- 水の構造

異物材料（医薬，タンパク質，DNA，siRNA 等を含むバイオマテリアル粒子）

貪食細胞（白血球，マクロファージ，グリア細胞，樹状細胞，血管内皮細胞など）

接触 → 異物認識（レセプター-リガンド間の特異的認識や非特異的認識）→ 細胞外消化（酵素反応）／カプセル化 → 細胞内取込み（エンドソーム化など）→ 細胞内（エンドソーム内）酵素反応 異物に対する分解酵素の基質特異性など → 同化・活性発現または排出（脱エンドソーム，代謝）（ユビキチン化…）／免疫反応（分子記憶／マクロファージ，樹状細胞）→ 抗原提示

貪食細胞は異物（バイオマテリアル，医薬など）をどうやって見分け，どうやって処理するのか？

図 2.12 バイオマテリアルの生体適合性，医薬，DNA，siRNA，生理活性タンパク質のデリバリー・活性発現制御を目指す貪食制御（貪食細胞による物質材料の食作用機構に関する考察）

貪食現象の前後に細胞の内外で行われる酵素的な分解反応も重要であると思われる。埋植された材料はおそらく組織によって異物として認識された後に細胞内外で酸化酵素や加水分解酵素の攻撃を受ける。材料と酵素との不均一界面

反応において，材料の形状・表面構造（荷電，疎水性等々）・コンホメーションなどの要因がどのように関係するかについての知見はまだ十分といえない。

各種のキャリヤや微粒子に担持された医薬（ドラッグデリバリー），遺伝子（DNA，siRNAを含むジーンデリバリー），生理活性タンパク質（抗体，サイトカイン，各種シグナル伝達分子など）を有効に細胞内に配送し，発現させる技術開発もきわめて活発化している。じつはこの目標実現のためにも図2.12に示す細胞による貪食作用の制御は今日的にきわめて重要な課題となっている。

2.3.4 免疫反応

免疫システムは，すでに述べた生体反応と同様，われわれが生きていくための不可欠な生体防衛反応システムである。最近における免疫生化学，分子細胞生物学などの急速な進歩により，この免疫システムの全貌が明らかになりつつある。免疫システムは，マクロファージや各種リンパ球および樹状細胞などの免疫担当細胞が**図2.13**（a），（b）に示すような複雑なネットワークを形成しており，そのネットワークは細胞間相互作用，抗体やサイトカイン（cytokines）と呼ばれる液性の因子によって媒介・制御されている。この免疫システムは，未解明な点も多いが，優れたコミュニケーションシステムから成り立っており，大きく分けて体液性免疫と細胞性免疫の二つに大別できる。いずれもその基本となる反応は，非自己成分（抗原）と免疫関連物質（液性免疫では抗体，細胞性免疫では，膜表面のレセプターがそれぞれの役割を果たす）との複合体形成である。この複合体形成がきっかけとなり，種々の免疫反応が作動する。

免疫反応の中心は，T，B二系統のリンパ球集団である。T-リンパ球はT4細胞とT8細胞とがあり，T4細胞はヘルパーT細胞と呼ばれ，TH_1細胞とTH_2細胞とからなり，TH_1細胞はマクロファージを活性化し，TH_2細胞はB細胞を活性化する。細胞障害性T8細胞の多くはキラーT細胞となって異物を攻撃し，またその機能を抑制する。B-リンパ球は主として抗体を産生する形質（プラズマ）細胞となる。ヘルパーT細胞はB細胞の形質細胞への変化

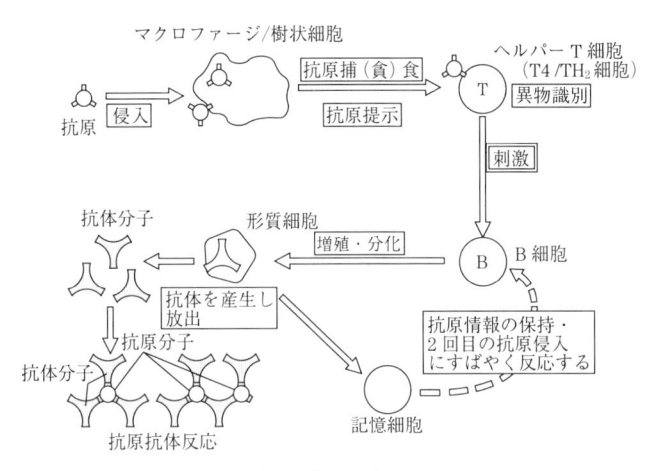

2.3 生体反応（生体防御システムと異物反応）　31

（a）体液性免疫反応

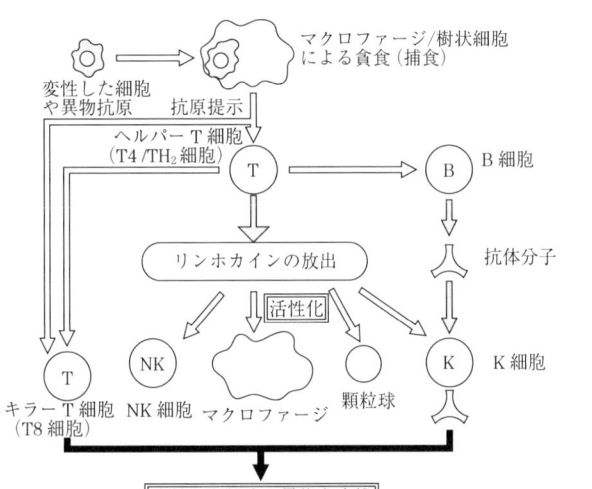

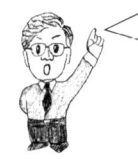

（b）細胞性免疫反応

免疫反応は，ウイルス・細菌の感染症から身を守り，がん細胞への抵抗に大活躍するが，移植臓器を拒絶したり，アレルギー（花粉症など）や自己免疫疾患も誘発することも多く，その反応の適正なコントロールはいまだに困難だ！

図 2.13　免疫反応の概観―体液性免疫反応と細胞性免疫反応からなるインテリジェントな生体防御システム

を助けるので，大まかにいえば，B細胞が液性免疫の中心となり，さまざまなT細胞が細胞性免疫の主役である。異物（細菌，ウイルス，移植臓器・細胞，異種のタンパク質・多糖類，ある種の合成高分子，化学物質等々）が外部から侵入した場合の免疫反応としては，まず最初にマクロファージや樹状細胞は異物を貪食（捕食）し，その情報をヘルパーT（T4）細胞に伝達するとともに，インターロイキン-1（IL-1）というタンパク質（サイトカインの一種）を分泌してヘルパーT（T4）細胞を活性化する。活性化したヘルパーT（T4）細胞が分泌するインターロイキン-2（IL-2）の作用で活性化T4細胞自らが増殖する。T8細胞もマクロファージや樹状細胞から情報を受けて活性化され，さらにT4細胞によって活性化され，増殖・分化を行い，細胞障害性T細胞となる。T4細胞が分泌するリンホカインはマクロファージも活性化し，異物処理に向けられる。他方，B細胞もT4細胞により活性化され増殖・分化し，形質（プラズマ）細胞となり，抗体を産生して異物処理にあたるのである。

以上述べたように，異物に対する免疫反応は，ほかの多くの生体防衛反応に比べてはるかに複雑であるが，それ故にその分子認識の質とシグナル増幅作用や記憶処理等々において優れている。免疫応答のメカニズムは現代生命科学の最大の興味深いテーマとして多くの研究者によって取り組まれているが，本書で対象とするバイオマテリアルのような人工物に対する反応のメカニズムはほとんど明らかにされていない。生体内で分解されるインプラント材料が分解の初期から最終段階に至る過程でどのような免疫系の応答を引き起こすのか，あるいは生体内分解を受けない材料の表面でタンパク質などの吸着後どのように免疫反応を受けていくのか，未解明でチャレンジングな問題は多い。人工ワクチン，DDSなどを目指すバイオマテリアル研究の今後の重要な課題の一つであろう。

2.3.5 解 毒 反 応

生体適合性材料設計のみならず医薬設計，ドラッグデリバリーシステム

(DDS) 用バイオマテリアル設計上，配慮すべき異物反応/生体防衛反応として，主として肝臓（肝細胞）が行う解毒反応が挙げられる．

多くの薬物・毒物や最近注目される環境ホルモン（材料の添加剤）等々は低分子でかつ疎水性が高いものが多い．これらは，血流に乗った後，通常は細胞膜を素通りするか，薬物トランスポーターを介して，細胞内に入り薬理（毒性）作用を及ぼす．

医薬や毒などの化学物質が経口的に投与され，胃腸で吸収された場合は門脈経由で 100 パーセント肝臓を通過する．また皮膚から吸収された場合などでも肝臓は一般的に血流の 1/4～1/5 を受け入れる臓器であり，その意味で血流によって運ばれる生体外異物にとって最初の関所(関門)である（図 6.2 参照）．

その最前線に位置する肝臓構成細胞として，主として類洞（毛細血管）壁の内皮細胞とクッパー細胞が高分子性異物を貪食反応（2.3.3 項参照）により処理し，肝実質細胞が低分子異物を細胞内に取り込み，解毒して排出する．肝（実質）細胞は高疎水性分子はそのまま取り込み，極性基を有する医薬の多くは，有機アニオントランスポーター（OATP），有機カチオントランスポーター（OCTP），SLC トランスポーター等々，種々のトランスポータータンパク質を介して，それぞれ細胞内に取り入れられる．その後，分子構造に応じて種々のチトクロム P 450 ファミリータンパク質がこれらを基質として認識し，モノオキシゲナーゼ反応（酸素添加反応）を施し，-COOH 基，-C=O 基，-OH 基等々の極性基を分子的に導入する．通常は，その後，グルクロン酸抱合，硫酸抱合，グリシン抱合など，種々の抱合反応酵素による化学処理を加え，さらに親水性の高い化合物に変換する．最終的には，再び血流に戻され，腎臓から小便として排出される．また一方では，まだ完全には親水化処理されないうちに各種排出用トランスポーター（その多くは ATP のエネルギーに依存する ABC トランスポーター）に選択されて胆汁と一緒に十二指腸方向へ放出され，糞便として排出される（図 2.14）．

このような肝臓内代謝を受け，排出を通じて，解毒されるために私たちのからだは毒物や化学物質の被害からある程度の範囲内では守られるのである．

34   2. 生体組織と反応

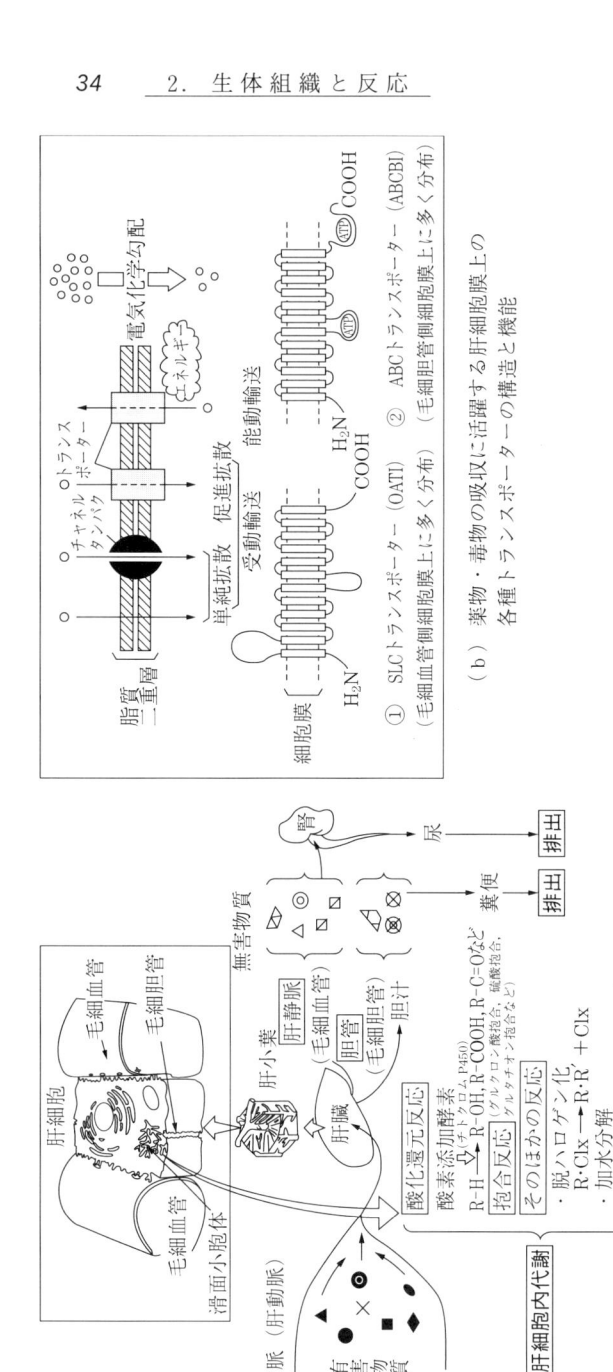

(a) 薬物・毒物の吸収と肝臓（肝細胞）での解毒代謝

肝臓
肝細胞
毛細血管
毛細胆管
毛細血管
滑面小胞体
毛細血管

門脈（肝動脈）
薬物・有害物質の吸収

肝小葉
肝静脈（毛細血管）
胆管（毛細胆管）
胆汁
糞便　排出
腎　尿　排出
無害物質

肝細胞内代謝反応・排出

酸化還元反応
酸素添加酵素（チトクロムP450）
R-H → R-OH, R-COOH, R-C=O など

抱合反応（グルクロン酸抱合，硫酸抱合，グルタチオン抱合など）

その他の反応
・脱ハロゲン化　R·ClX → R·R' + ClX
・加水分解　R·R' + H₂O → R·H + R'OH
・アセチル化
・R → R·CH₃CO

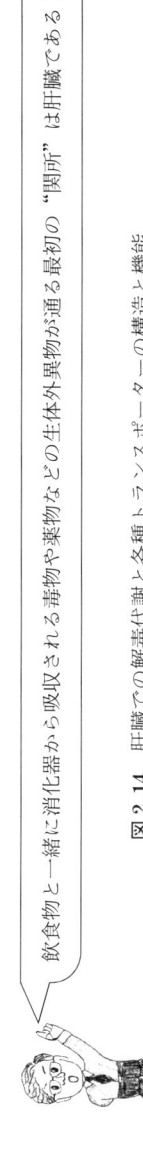

(b) 薬物・毒物の吸収に活躍する肝細胞膜上の各種トランスポーターの構造と機能

細胞膜
脂質二重層

単純拡散
受動輸送
促進拡散
能動輸送
電気化学勾配
エネルギー
チャネル
トランスポータータンパク質

① SLCトランスポーター（OAT1）
（毛細血管側細胞膜上に多く分布）
H₂N   COOH

② ABCトランスポーター（ABCB1）
（毛細胆管側細胞膜上に多く分布）
H₂N   COOH

飲食物と一緒に消化器から吸収される毒物や薬物などの生体外異物が通る最初の"関所"は肝臓である！

図 2.14　肝臓での解毒代謝と各種トランスポーターの構造と機能

3 生体適合性材料設計の基礎

3.1 生体適合性と生体機能性

　医療に役立つ材料を設計する上で，生体機能性と生体適合性が二大要件である。すなわち，①治療または診断への効果を果たすための"生体機能性"，②安全性を確保するための"生体適合性"である。生体機能性とは，各種人工臓器やディスポ製品などの用途そのものである。例えば，血液導管機能を目的とした人工血管材料の開発，酸素運搬機能を目的とした人工赤血球の開発などが進められてきた。骨格・運動系システムでは，生体構造支持機能・関節機能を目指して人工骨・人工腱・人工関節などが開発されている。代謝系システムでは血糖値調節機能を持つものとして人工β細胞が追求されている。このように人工材料による種々の生体機能の模倣と置換がチャレンジされている。

　一方，生体機能性が安全に発揮されるための不可欠な要件として，生体適合性が重要となってくる。すなわち生体適合性とは「材料が生体組織と接触したとき，生体側はもちろん，材料側にも不都合な副反応を引き起こさず，目的とする機能を果たす性質である」といえる。生体適合性をまとめると**図3.1**（a）のように整理されよう。便宜上，代表的な生体反応を血液反応，免疫反応，その他の組織反応とに分け，さらにそれぞれの要素反応の代表例を列挙したものである。生体は高度なシステム系を構成しており，それぞれの反応が相互に関連していることはいうまでもない。ある一つの生体機能材料は，生体機

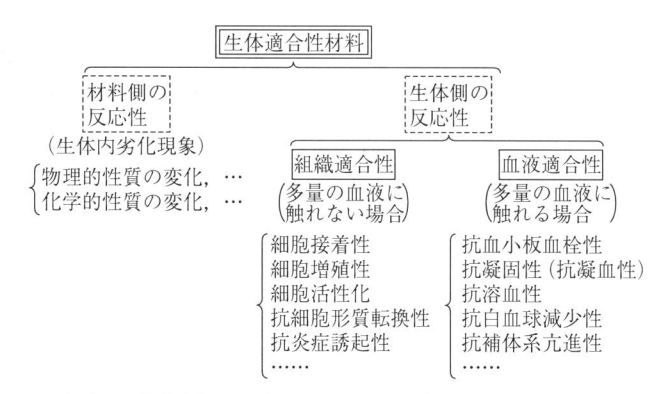

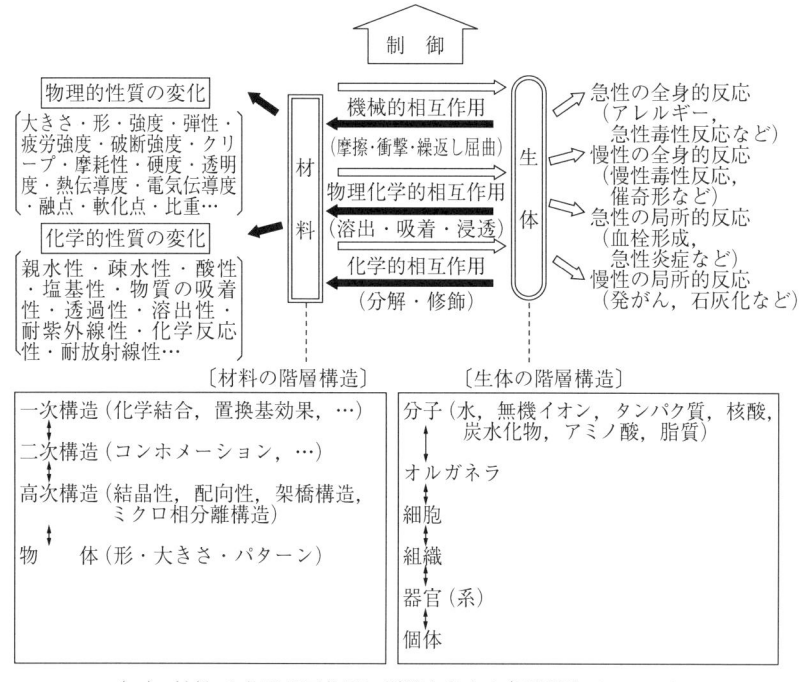

36　3．生体適合性材料設計の基礎

```
                    ┌─生体適合性材料─┐
         ┌材料側の┐              ┌生体側の┐
         │ 反応性 │              │ 反応性 │
         └────────┘              └────────┘
        （生体内劣化現象）      ┌─────────┴─────────┐
       ┌物理的性質の変化，…   組織適合性        血液適合性
       │化学的性質の変化，…  （多量の血液に）  （多量の血液に）
       └                      　触れない場合　    触れる場合
                              細胞接着性        抗血小板血栓性
                              細胞増殖性        抗凝固性（抗凝血性）
                              細胞活性化        抗溶血性
                              抗細胞形質転換性  抗白血球減少性
                              抗炎症誘起性      抗補体系亢進性
                              ……              ……
```

（a）生体適合性を規定する生体側の反応性と材料側の反応性

```
                         制　御
  ┌物理的性質の変化┐   ┌─────┐ 機械的相互作用 ┌─────┐   急性の全身的反応
  │大きさ・形・強度・弾性・│材│←──────────│生│→（アレルギー，
  │疲労強度・破断強度・クリ│  │（摩擦・衝撃・繰返し屈曲）│  │　急性毒性反応など）
  │ープ・摩耗性・硬度・透明│  │                          │  │   慢性の全身的反応
  │度・熱伝導度・電気伝導度│料│ 物理化学的相互作用      │体│→（慢性毒性反応，
  │・融点・軟化点・比重…  │  │←──────────│  │　催奇形など）
  └                        │  │（溶出・吸着・浸透）    │  │   急性の局所的反応
  ┌化学的性質の変化┐      │  │ 化学的相互作用          │  │→（血栓形成，
  │親水性・疎水性・酸性    │  │←──────────│  │　急性炎症など）
  │・塩基性・物質の吸着    │  │（分解・修飾）            │  │   慢性の局所的反応
  │性・透過性・溶出性      └─────┘                  └─────┘→（発がん，石灰化など）
  │耐紫外線性・化学反応
  │性・耐放射線性…
  └
                   〔材料の階層構造〕          〔生体の階層構造〕
  ┌─────────────────┐  ┌─────────────────┐
  │一次構造（化学結合，置換基効果，…）  │  │分子（水，無機イオン，タンパク質，核酸，│
  │         ↕                            │  │　　　炭水化物，アミノ酸，脂質）       │
  │二次構造（コンホメーション，…）      │  │         ↕                            │
  │         ↕                            │  │オルガネラ                            │
  │高次構造（結晶性，配向性，架橋構造，  │  │         ↕                            │
  │         ミクロ相分離構造）           │  │細胞                                  │
  │         ↕                            │  │         ↕                            │
  │物　　体（形・大きさ・パターン）      │  │組織                                  │
  │                                      │  │         ↕                            │
  │                                      │  │器官（系）                            │
  │                                      │  │         ↕                            │
  │                                      │  │個体                                  │
  └─────────────────┘  └─────────────────┘
```

（b）材料-生体間相互作用に影響を与える各種構造パラメータ

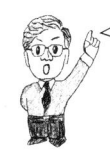

生体適合性材料の設計のためには，材料-生体間相互作用の解析と制御が不可欠だ！

図3.1　材料-生体間相互作用の制御による生体適合性材料の設計

3.1 生体適合性と生体機能性

能性と生体適合性をどのように兼ね備えなければならないか。この点について，いわゆる"人工腎臓"を例にとって考えてみよう。

図 3.2 の○のプロットは，将来，高分子材料が腎臓の機能を生体内で代行するために，つまり移植腎に代わるためには，どうしても満たさなければならない性能のレベルを概念的に定量化して目盛ったものである（円の中心に近いほど性能が高いことを意味している）。一方，性能面でさまざまな不十分性があるが故に，病院において体外循環方式でしか使用できない現在の人工腎臓の性能レベルを，比較のために図中に同じく概念的に定量化して●で示してある。患者の完全社会復帰を保障する内蔵型（インプラント型，破線）にするために，材料の諸機能を大幅にレベルアップしなければならないという大変重く高い課題が，ゆく手にのしかかっていることがわかると思う。すでに図 3.1 や図 3.2 で示されたさまざまな生体適合性の要素性能は現状ではそれぞれかなり不

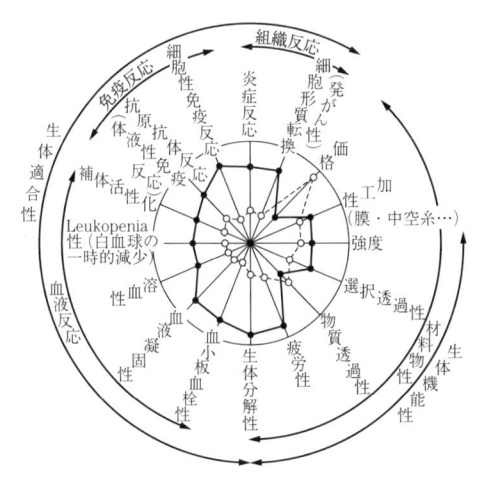

●印：現行の人工腎臓（体外循環型）で到達している性能レベル
○印：完全社会復帰を保証する人工腎臓（内蔵型）に要求される性能

体内埋込型人工腎臓に課せられた要求性能は厳しく，達成レベルはまだまだ低く不十分である！

図 3.2　体内埋込型人工腎臓に課せられた要求性能と現状

十分なものといわざるを得ない。例えば，血小板血栓，凝固系活性化，補体系活性化，血管内膜形成（血管治癒過程）などのほとんどすべての生体反応が，材料使用の目的とされる場所と時間的条件のいかんによらず好ましく制御されるというにはいまだほど遠い段階にある。そこで分子設計，材料設計により，生体の構造と機能をかなり精巧に再現するか，あるいは材料が生体自身の異物識別機構をかいくぐり，生体と共存共栄する条件，パラメータを見つけだそうとするアプローチがますます重要となるのである。

3.2 材料と生体との界面現象

前述したように生体は，多種類の"生体分子"からなるさまざまに分化した"細胞"が，一つの集団をなしてつくられた"組織"（上皮，筋，神経，血液などの各組織），組織という部分が数種類集まってできた"器官"（皮膚，胃，心臓，肝臓など），器官という一定の形態と機能を持つ機械が集合してあるまとまったシステム機能を果たす"器官系"（運動系，神経系，内分泌系，循環系，消化系など），器官系が統合され，まとまりを持って一個の個体となる。つまり，ダイナミックに代謝（交換）されるものでありながら，一方では精緻で整然とした階層性を持った多要素システムである。

この生体（個体）は外部環境とコミュニケーション（物質・情報・エネルギー交換など）しながらも，ホメオスタシス（恒常性）という形で一つの安定した独立システムを有し，ある場合には異物との接触を嫌い，異物の侵入を拒絶する。その異物が，細菌・臓器移植片といった生物由来のものであろうと，金属や無機物や合成高分子などの無生物由来のものであろうと，とにかくこの階層システムの中に無理やり割り込んできた異物と生体とが友好関係を持つことは容易ではない。

一般に生体にとって異物である材料がからだの中に植え込まれると，生体はそれに対してさまざまな反応（異物反応）を引き起こす〔図3.1（b）の白矢印参照〕。このような反応は，埋入される時間と場所によって大きく影響されるので，まず大きくつぎのように分けるのが適当であろう。

（1）急性の全身的反応　　アレルギー，急性毒性反応，感染，発熱，神経麻痺，循環障害
（2）慢性の全身的反応　　抗原抗体反応，慢性毒性反応，臓器障害，催奇形性
（3）急性の局所的反応　　急性炎症，壊死，異物排除，血栓形成
（4）慢性の局所的反応　　慢性炎症，肉芽増生，結合組織増生，石灰沈着（石灰化），癒着，潰瘍形成，発がん，血管増生

全身性の反応は，体内に入った異物の中の生理活性のある物質が吸収されて，それに対して全身が反応するものであり，いわゆる個体の体質との関連性が高い。一方，材料が埋植され，組織と直接に接触する局所においては，通常，まず炎症反応が起こり，血液と接触する局所においては血栓形成が見られる。他方，逆に生体と接触した材料の側も生体によって変化を受けることになる〔図3.1（b）の黒矢印参照〕。つまり生体側の働きかけにより材料側の構造・物性はさまざまに変化する。以上の材料-生体間相互作用に基づく生体側の反応・材料側の反応の両方にそれぞれの構造的要因が多数関係することはいうまでもない〔図3.1（b）〕。

いま，バイオマテリアル（医用高分子）に求められているものは，さらに安全性を上げることと機能性を持つことの二つである。すなわち，他分野で実用されている材料を医学に単に転用するだけではなく，はじめから医用としてデザインされた材料（高分子）をつくることが求められている。そのような高分子をつくるためには，まず生体とバイオマテリアル（高分子）との相互反応を経験的のみならず十分に科学的に解明して，医学の使用目的に合致したようなバイオマテリアル（高分子）を分子レベルで設計しなければならない。第一段階は諸種の材料と生体とがその界面において，どのような相互作用を及ぼし合うかを分子レベルで解析することである。このような学問領域は"バイオマテリアルサイエンス"とか"材料生化学"と名付けられ，1985年ごろから，活発に研究されてきた。いま，バイオマテリアル（生体高分子や合成高分子）はさらに細胞生物学や分子生物学との学際的融合が進み，Biomacromolecular

Science and Technology, Materials Biology とか, 材料（マテリアル）分子生物学/材料（マテリアル）ゲノミクスとも呼ぶべき段階に入っている。従来, 異なった領域として, 研究面でも, 教育面でも, あまり交流のなかった二つの大きな領域は, いま垣根（ボーダー）のないフロンティア分野として柔軟で意欲的な若人を引きつける絶好の活躍の場となりつつある。

3.3 血液適合性材料

3.3.1 抗血栓性材料と抗凝固性材料とは

　人工臓器をはじめとした医用材料の生体適合性の中でも, 血液適合性に対する関心や期待には非常に大きなものがある。"血液適合性"という性能は相当に広い内容を持った概念である。すなわち図3.1（a）で示したように, 血小板血栓（粘着, 凝集, 変態), 溶血, 白血球の一過性減少（leukopenia), 活性化といった血球（細胞）レベルの反応と, 凝固系活性化, 線溶系活性化などの血漿タンパク質レベルの反応を含めたかなり複雑多岐にわたる性能である。その中で, 血液成分が材料表面に付着したり, 自ら固まったりしないという性質, すなわち"抗血栓性"という性能が特に強く要求される場合が多い。すでに2.3節で血液反応（凝固と血栓形成）について詳細に説明した。図2.9をベースに抗血栓性表面の設計のアプローチを整理したのが**図3.3**である。図には, 生体にとって異物である人工材料表面上での血栓形成ならびに, それに引き続く内膜形成の過程もあわせて示してある。諸反応の起こる程度や速度は, 材料の表面構造や血液側の流体力学的条件や反応性の違い（動物種差, 性差, 個体差, サーカディアンリズム）によって, かなり変動するものと推定される。

　材料表面上では, 血液と接触後数秒のオーダーで血液タンパク質成分（アルブミン, γ-グロブリン, フィブリノーゲン）の吸着が完了し, 血小板の粘着活性化, さらには血小板血栓へと進行していくことが多い。また一方では, ハーゲマン因子, 高分子キニノーゲン, プレカリクレインの血漿タンパク質中の接触因子を先頭に, 内因系あるいは外因系の凝固系タンパク質の活性化反応が血小板血栓反応と並行してカスケード的に進行していき, 最終的にはトロンビ

3.3 血液適合性材料

(a) 血栓形成と内膜形成のプロセス

(b) 抗血栓性表面の設計

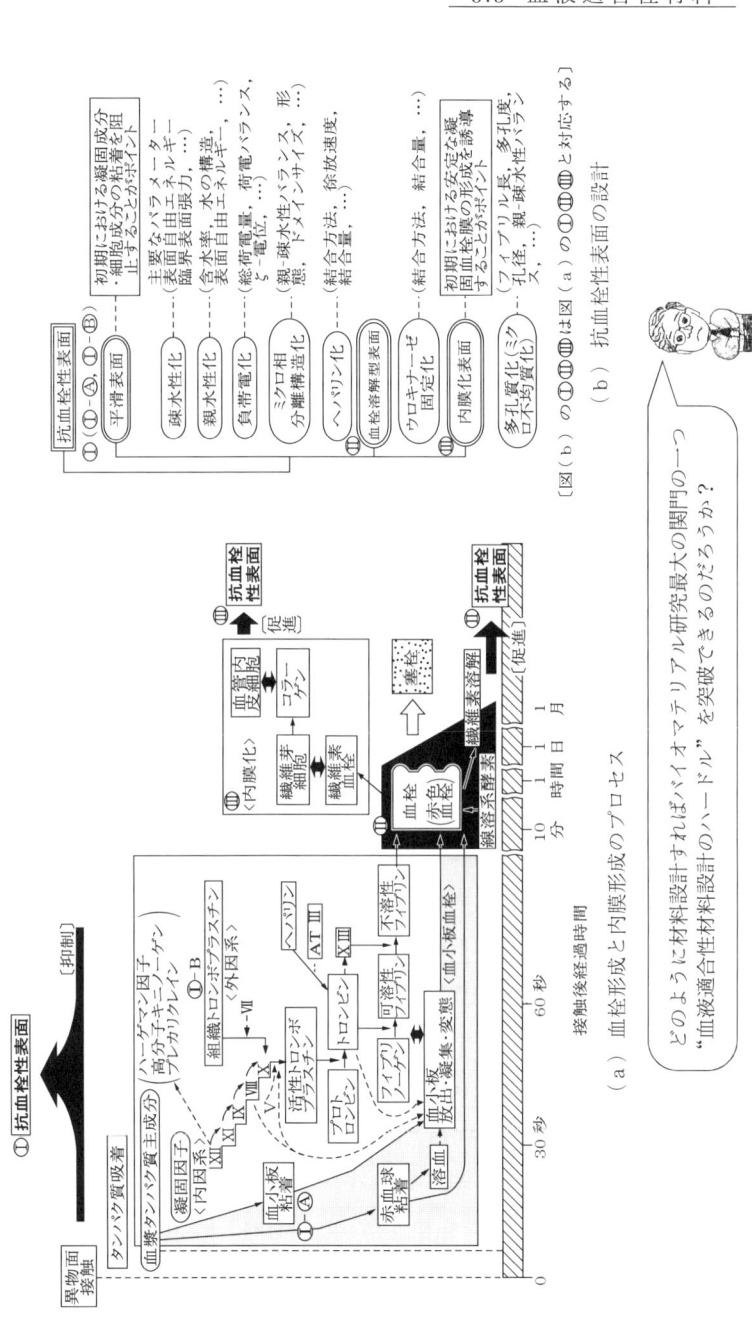

[図(b)の①〜⑨は図(a)の①〜⑨と対応する]

どのように材料設計すればバイオマテリアル研究最大の関門の一つ"血液適合性材料設計のハードル"を突破できるのだろうか？

図3.3 材料表面上での血栓形成，内膜形成のプロセスと抗血栓性表面の設計

ンによるフィブリノーゲン-フィブリン転換反応に至る。この結果，生じたゲルが，赤血球，白血球，血小板をも巻き込んで赤色血栓となる。

3.3.2 設 計 方 法

以上の反応システムを考慮した上で，抗血栓性表面設計を行う際にどのような性能を満たさなければならないかを考えてみると，大別して三つに分けられるであろう。図3.3においてそれらの要求性能に対する表面設計のアプローチを Ⅰ Ⅱ Ⅲ として示した。

第1番目のアプローチ Ⅰ（Ⅰ-AとⅠ-B）は，血小板血栓や凝固因子活性化，不溶性フィブリン形成に至る材料-血液成分間相互作用を，図中 Ⅰ の領域として示された一連の反応過程のどこかにおいてブロックしようとするものである。すなわち細胞成分あるいは不溶性フィブリン成分などの表面吸着を起こさせないように表面を設計するということである。前者は血小板血栓反応（Ⅰ-A）の阻止であり，後者は凝固系反応（Ⅰ-B）の阻止である。このアプローチを総称して一般に"不活性化（または平滑化）表面設計"と呼んでおり，図でも明らかなように，関与する因子が多数あるため，具体的方法は多岐に及ぶ。例えば，ヘパリンを固定化した材料が抗血栓性を発揮できるのは，凝固反応の後期において反応を大きく阻止するためと考えられている。すなわち，ヘパリンがアンチトロンビンⅢとともに図3.3の反応過程の中で，主としてトロンビンによるフィブリノーゲン-フィブリン転換反応をブロックするからである。同時にヘパリン化表面は血小板に対して粘着阻止作用を示すことも報告されている。BSE騒ぎの中でウシ由来ヘパリンの利用は急速に減衰してきたものの，ヘパリン固定化は各種体外循環デバイス・人工臓器の抗血栓処理の最もポピュラーな方法として利用されてきた。

また，ポリエチレングリコールやポリアクリルアミドなどの親水性の高い鎖側を有するグラフトポリマーの抗血栓性は，この材料と図3.3の中の凝固因子，各種血漿タンパク質，血球成分との相互作用が弱いことに基づくものと考えられている（図3.4）。すなわち理想的な親水性表面は，Ⅰの全領域におい

3.3 血液適合性材料

(a) ポリエチレングリコールを
　　グラフトした表面

(b) ポリアクリルアミドを
　　グラフトした表面

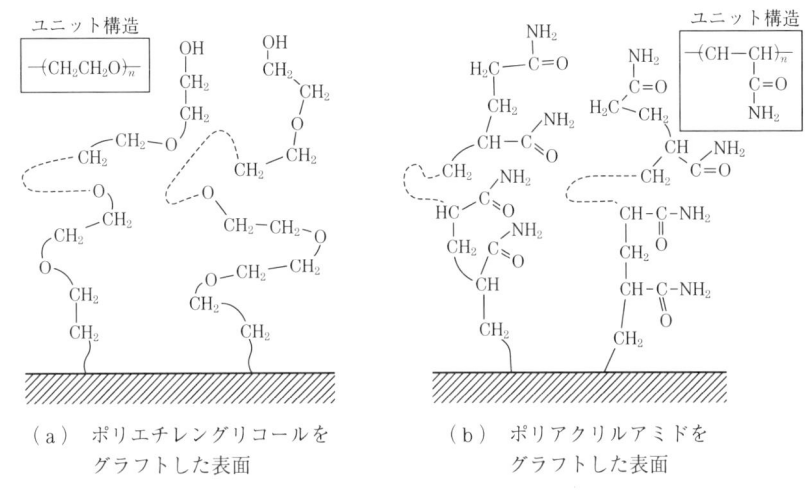

図3.4 親水性ポリマーをグラフトした抗血栓性材料

て各血液分ときわめて弱くしか相互作用しないために，抗血栓性が発現するという考え方である。一方，今日まで続く1975年ごろからの系統的研究により，特に優れた抗血栓性を発揮する高分子材料として，親水-疎水型のミクロ（ナノ）相分離構造を有するポリマーが注目されている（図3.5）。これは，中性表面でもあるため，凝固因子との相互作用も弱いと思われるが，特に血小板との相互作用が弱く，血小板血栓を引き起こしにくいことが明らかとなっている。結果的に赤色血栓の形成も阻止されていることが，抗血栓性発現のメカニズムとして推定されている。抗血栓材料の基本的な設計分野におけるわが国の研究のレベルは高く，つぎつぎにユニークで独創的な材料が生まれている。例えば，すでに1980年以前から，2-ヒドロキシエチルメタクリレート（HEMA）とスチレンからなるABAブロック型コポリマーやHEMAとポリメチルメタクリレートマクロマーからなるグラフト（型）コポリマーの高い抗血栓性が岡野光夫と著者らの共同研究や中島俊秀らの研究により系統的に報告されており，さらに，各種セグメント化ポリウレタンなどでも，わが国の企業によりつぎつぎに抗血栓性において高性能のものが開発され，人工心臓やカテーテルとして実用化したものもある〔図3.5（b）〕。

44   3. 生体適合性材料設計の基礎

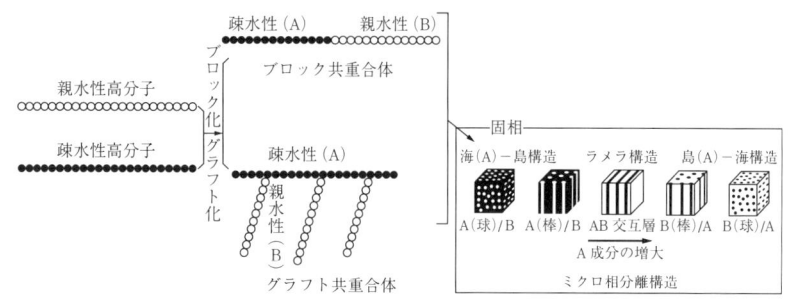

(a) 親水性ドメインと疎水性ドメインの組合せ（ブロック化/グラフト化）による
ミクロ相分離ポリマーの設計

(b-1) HEMA とポリメチルメタクリレートマクロマーとからなる
グラフト型コポリマー（中島俊秀ら）

(b-2) HEMA とスチレンとからなる ABA ブロック型コポリマー
（岡野光夫と著者ら）

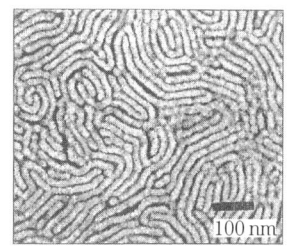

(b-3) ポリマーのミクロ相分離
構造の一例

(b) グラフト型コポリマーと ABA ブロック型コポリマー

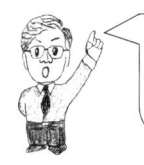

親水・疎水型ミクロ（ナノ）相分離構造（水と油が分散してしまう
のと同じ原理で出現）が細胞の認識・接着に関わるメカニズム解明
はバイオマテリアル研究の重要なナノテクノロジー的課題である！

図3.5　親水-疎水型ミクロ相分離ポリマーの分子設計例

3.3 血液適合性材料

　負荷電を有する高分子がしばしば良好な抗血栓性を示すのは，主として血漿タンパク質主成分や血球成分が生理的条件下では負に帯電しており，それらの吸着・粘着ならびにそれに引き続く血小板血栓の形成が静電的反発により抑制されるためと考えられている。例えば，ポリイオンコンプレックス膜の荷電バランスを，正荷電過剰型から負荷電過剰型へ変化させると，血小板の粘着・凝集は劇的に減少する事実もこの考え方で一応説明がつけられる。ただし，凝固系の接触因子第12因子，プレカリクレイン，高分子キニノーゲンは，負荷電表面で三分子間コンプレックスを形成し，活性化されやすいことも明らかになっており，抗血小板血栓性で，かつ，抗凝固性の表面であるためには強すぎることもなく適当な量の負荷電を有する表面であることが望ましいと推定される。生体機能材料（バイオマテリアル）として同時に要求されている複数の性能が，ある材料パラメータに関しては対立しているような場合，最適化の考え方で対処することも必要となる。

　一方，ウロキナーゼのような線溶系活性化酵素の固定化により，初期のうちに生じた血栓膜を溶解してしまう表面設計アプローチも試みられている（図3.3 ⑪のアプローチ）。また，平滑表面を保持できなくても，材料や血流条件によっては材料表面上で比較的薄い赤色血栓膜のまま塞栓に至らず，やがて血管内皮細胞が単層ライニング（内膜形成）し，生体血管表面とほとんど変わらない血液適合性を発揮することもある。

　さらに最近，わが国で驚くべき高い抗血栓性能の高分子が別々のグループによりつぎつぎに開発され，共通の視点から眺めて評価・解析がなされ始めている。例えば，テルモ社と田中　賢らの開発したポリメトキシエチルアクリレートポリマー〔PMEA，図3.6（a）〕は，ほかの類似の分子構造を有するアクリレート系ポリマー，メタクリレート系ポリマーのいずれよりも際立って良い抗血栓性を発揮し，ポリマーＸとして膜型人工肺のポリスルホン中空糸膜など，体外循環部品にコートされ臨床応用されている。このメカニズムについては最近かなり詳細な解析が行われ，相互作用する水の構造に特徴的な性質，すなわち多量の中間水型の水和層の存在が見られることが報告されている。こ

3. 生体適合性材料設計の基礎

$-(CH_2-CH)_n-$
　　　|
　　　C=O
　　　|
　　　O
　　　|
　　　$CH_2CH_2-O-CH_3$

Poly(2-methoxyethylacrylate) (PMEA)

構造のよく似たアクリル系ポリマーの中ではPMEAのみが，きわめて良好な抗血栓性を有する（テルモ社と田中　賢ら）．

（a）新しい抗血栓性ポリマー PMEA の分子構造

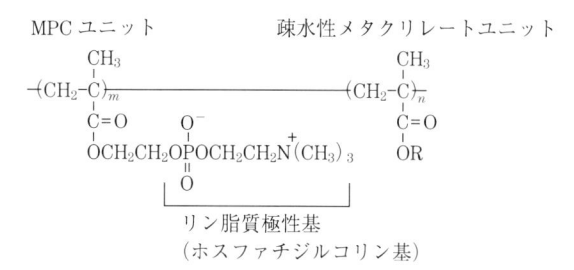

MPC ユニット　　　　　　　疎水性メタクリレートユニット

　　　　CH_3　　　　　　　　　　　　　CH_3
　　　　|　　　　　　　　　　　　　　　|
$-(CH_2-C)_m-$　　　　　　　　　　$-(CH_2-C)_n-$
　　　　|　　　　　　　O^-　　　　　|
　　　　C=O　　　　　　|　　　　　　　C=O
　　　　|　　　　　　　|　　　　　　　|
　　$OCH_2CH_2OPOCH_2CH_2N^+(CH_3)_3$　　OR
　　　　　　　　　　　|
　　　　　　　　　　　O

　　　　　　　リン脂質極性基
　　　　（ホスファチジルコリン基）

水溶性の高いMPCユニットに30％程度の疎水性メタクリレートユニットを入れてアルコール溶液からのコートを容易にしている（中林宣男と石原一彦ら）．

（b）2-メタクリロイルオキシエチルホスファチジルコリン（MPC）ポリマーの構造

二糖側鎖ラクトースはマルトースなど，ほかの二糖，三糖などのオリゴ糖で置き換えることができる（著者と小林一清ら，図3.9参照）．

（c）PVLA

わが国のバイオマテリアル研究／血液適合性材料開発のポテンシャルはきわめて高い

図3.6 近年わが国で開発された高い抗血栓性（血液適合性）ポリマーの例

の中間水は,特に0°Cでは凍らず,-50°Cで凍る水としての特徴を有している。

界面での水の存在状態は,バルク水(0°Cで凍る普通の水),中間水(0°Cでは凍らない水),不凍水の三種に大別され,それぞれ示差走査熱量計(DSC),二光子励起顕微分光法などで同定されるので,今後は特定の中間水水和層の確認により,血液タンパク質や血小板・赤血球などとの相互作用がきわめて弱く,血液反応が弱くなる表面,すなわち血液適合性の高い表面が確認できるという画期的なアプローチとなる可能性を秘めている。しかし,なぜこのような性状の水の吸着特性が重要なのかは,それらが生体表面(細胞やタンパク質の表面)の水和層構造と類似しているらしいということ以上には解明されておらず,水の構造を含めた視点での生体表面の構造-機能相関の解析を進展させなければならない。

また,図3.6(b)で示す中林宣男と石原一彦らの開発したリン脂質(ホスファチジルコリン)極性基を側鎖に有する2-メタクリロイルオキシエチルホスファチジルコリン(MPC)を主成分とするコポリマーや図3.6(c)で示す著者らのグループにより肝細胞認識材料として開発されたガラクトース側鎖を有するスチレン誘導体ポリマー(PVLAとその共重合体,3.4.2項参照)も,高い抗血栓性(血小板,血液タンパク質との相互作用が小)が報告され,実戦的応用が数多く展開されている。これらについてもその表面の中間水の構造が抗血栓性に重要であると推測されるが,現在,解析が進行中である。

図3.3で示した血栓形成反応のプロフィールに対応させつつ現在におけるバイオマテリアルの抗血栓性評価法を整理してみよう。まず,材料評価の場所によって *in vitro* 評価法(血液やその成分を完全に体外の容器に取り出して評価)と *in vivo* 評価法(材料を完全に生体内に留置して評価),および,その中間的方法としての *ex vivo* 評価法(体外循環システムに材料を組み込んで評価)とに大別することができる。それぞれの代表例を**表3.1**に示した。

in vivo 評価法としては,留置・埋入場所の違いに注目した整理も可能である。人工心臓,人工弁,人工血管のように用途が確定している場合は,ズバリ

3. 生体適合性材料設計の基礎

表3.1 抗血栓性（血液適合性）材料の評価法

	評価法・測定法	評価対象となる反応の段階（図3.3の記号と対応）
in vitro 評価法	○表面水和構造解析法示差走査熱量計（DSC） ○吸着タンパク質解析法 　FT-(ATR)-IR，RIラベル法，エリプソメトリー，クロマトグラフィー，ESCA，円二色性・紫外可視スペクトル併用（CD-UV）法，水晶発振子マイクロバランス（QCM）法，表面プラズモン法など ○凝固系評価法 　接触相活性化評価法 　プロトロンビン時間 　部分トロンボプラスチン時間 　活性部分トロンボプラスチン時間 　フィブリノーゲン定量法 ○線溶系評価法 　FDP定量法 ○血小板血栓評価法 　血小板粘着数および拡張能評価法 　　　　　　　　　（シャーレ法） 　ミクロスフィアカラム法 ○凝血時間測定法 　Lee White法 　カルシウム再添加時間 ○動力学的評価法 　今井-能勢の方法	Ⅰ-B，A Ⅰ-B，A Ⅰ-B Ⅰ-B〔外因系凝固〕 Ⅰ-B〔内因系凝固〕 Ⅰ-B〔内因系凝固〕 Ⅰ-B Ⅱ Ⅰ-A Ⅰ-A Ⅰ-A，B Ⅰ-B Ⅰ-B（A）
ex vivo 評価法	Stagnation Point Flow 評価法 バイパス法（動脈または静脈） A-Vシャント法	主としてⅠ-A 主としてⅠ-A，Bのすべて 主としてⅠ-A，Bのすべて
in vivo 評価法	*in situ* 評価法（人工血管，人工弁，人工心臓として直接評価） Vena Cava法（Gott法） 大動脈内チューブ挿入法 Renal Embolus法 Van Kampenの方法 下大静脈留置カテーテル法 末梢静脈内糸挿入法 血管内磁気浮遊法	主としてⅠ-A，Bのすべて（埋入時間によりⅡ,Ⅲの評価も可能）

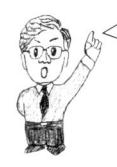

抗血栓材料の使用目的に応じて *in vitro* 法と *in vivo* 法をいくつか組み合わせて総合的に評価することが重要だ！

3.3 血液適合性材料

材料そのものを使用されるその位置に移植・埋入して評価する in situ の方法が最も正確な評価法であることはいうまでもない。

また，図3.3に示された反応プロフィールの時間軸に注目した評価法の分類も大変有効かつ重要である。1975年ごろより桜井靖久の下で，岡野光夫，片岡一則，著者らからなる東京女子医大バイオマテリアル研究グループが提唱してきた材料生化学的アプローチは，バイオマテリアルの生体接触に伴い，時間軸の変化に伴ない分子レベルから細胞レベル，さらには組織レベルへと情報伝達されていく精巧な生体反応システム（この場合は血液反応システム：図3.3参照）の機構を，analysis（分析・評価）しては synthesis（合成・設計）にフィードバックし，また analysis へ戻すという，すなわち"synalysis（シナリシス）"の観点から評価していくことをおもな内容としていた。例えば，各種血漿タンパク質，あるいは水，イオン，脂質の分子レベルでのさまざまな化学的・物理的分析法としては，カラムクロマトグラフィー，示差走査熱量計（DSC），分光法，紫外可視吸収（UV）スペクトル法，円二色性スペクトル（CD）法，レーザーラマン散乱分光法，フーリエ変換型赤外吸収（FT-IR）スペクトル法，電子分光法（ESCAなど），酵素分析法，免疫分析法等々がある。これらによって得られた結果を血小板レベルでの評価法（ミクロスフィアカラム法，シャーレ内培養法等々），さらには全血系での評価法による結果と相互に関連付けながら全体のシステムとして材料の抗血栓性の発現機構を明らかにしようとするものである。

表3.1には，現在の各種評価法が血液反応プロフィール（図3.3）のどこを中心に評価しているかもあわせて示した。複雑多岐で，かつ，過酷な抗血栓性材料としての要求性能に応えていくためには，このような評価法相互の関係を明確にしつつ材料表面-血液間相互作用の全体的なシステムを解明することが，特に重要な課題ではないかと考えられる。前述した田中　賢が北野博巳，岸　証，鶴田禎二らと行っている共同研究アプローチは世界に先駆けてこれに突き進んでおり，高く評価されるものである。

最後に，現在までに開発されたさまざまな材料の抗血栓性評価法に焦点を当

て，その現状と問題点などについて考えてみよう。

　そもそも診断のための検査法においては，一定の標準材料（容器）と標準試薬を用いて生体反応の各システムにおける個体差を調べることが基本的な考え方となっている。また，ひとたび異常（病気）が発見されたならば，その病因がどこにあるのか解析するための詳細なスクリーニング法が確立されている。一方，ここで取り上げているバイオマテリアル評価法の基本原理は，病気の診断・検査とは逆に，正常かつ標準の生体ないしはその成分，例えば血液を標準サンプルとして一定にしておき，被検材料（バイオマテリアル）側をいろいろ変化させ，その目的とする性質に関する材料の"正常（適）""異常（不適）"を判定するところにおかれている。医療における個体差（病状）検査に使用される標準の素材・試薬がはたして最適な標準であるのかがつねに問われなければならない。それとまったく同じ理由で，バイオマテリアルの評価法に使用される生体（例えば，血液やそれを提供する動物種など）の"標準性"が問われるのである。その意味で，使用動物の正常性，動物差，性差，個体差がつねに重要な議論のテーマとなっているのであるが，現在のところ特に確立した考えがあるわけではない。評価目的に応じて経験的な標準試料の選択がなされているのみであるが，要は最終的な臨床応用結果と相関性の高い判定結果の出る評価法が望ましいことになる。

　さて，前述したようにバイオマテリアルの評価法は臨床検査法と表裏一体のものであるから，その評価法のかなり多くが臨床検査法からの転用で生み出され，効果を発揮している。例えば，血液検査法で使用されている Lee White 法（凝固時間測定法の一種）のための標準ガラス試験管を種々の被験材料でコーティングし，血液検査の場合とは逆に一定の標準血液を用いてその凝固時間を計測すれば材料の抗凝固機能が評価できる。また，臨床検査法として用いられている血小板粘着能測定カラムのガラスビーズに，同じく被験材料をコートして充填したカラムに標準の血液あるいは血小板懸濁液を流せば，抗血小板血栓性の評価が可能となる。著者らが 1975 年ごろに開発したこの方法は比較的手軽で現在までほかの細胞，前述のブロックコポリマー系ミクロ相分離ポリマ

ー（岡野光夫と著者ら），MPC ポリマー（中林宣男と石原一彦ら），糖質ポリマー（著者と小林一清ら）のほかグラフトコポリマー系ミクロ相分離ポリマー（片岡一則と丸山　厚ら）の抗血栓性や細胞（リンパ球，血小板など）の認識性の発見・評価に利用されている。現在，凝固系，一次止血系（血小板血栓系），線溶系などの異常を評価する血液学検査法は大変詳細かつ体系的に用意されており，これらを転用することによって作用機構に立脚したさらに精度の良い抗血栓性の評価法が開発されていくものと期待される。

3.4　組織適合性材料

3.4.1　材料-生体間相互作用の制御と組織/細胞適合性材料の設計

各種人工臓器として材料が埋め込まれた場合を考えてみよう。人工血管として埋め込まれた材料は，天然の血管に代わって血管の導管としての機能が期待されているわけであるし，人工弁として埋め込まれた材料には血圧に耐え，血液の流れを一定方向に維持する機能が必要である。このように医用材料には用途に対応する"生体機能性"がまず第一に要求されるのは当然である。

しかしながら，このような生体機能性のみが材料設計に付与されているだけでは，実際に生体組織と接触した場合に期待どおりの機能を所定時間，安全に発揮できる保障はない。これを保障するためのもう一つの不可欠な要件が"生体適合性"である。一般に生体にとって異物である材料が埋込みや体外循環などの操作により生体システム内に割り込んで接触してきた場合に，生体側では前章で述べたようなさまざまな分子レベル・細胞レベルの防衛反応を引き起こすのがつねであり，材料側としては生体側とうまく共存する必要性がある。しかし，生体防衛反応の範囲内では対処しきれず，ホスト側の生体環境に不都合，かつ重大な影響を及ぼすことが多々ある。血栓形成，炎症，毒性反応，アレルギー，発がんなどがこの例である。また逆に，材料の側も生体側からの働きかけにより材料化学的変化を受けることにもなる。吸着，浸透，分解などによる材料の物理的および化学的性質（弾性，強度，透明性，透過性，バイオリアクター・バイオセンサーとしての機能など）の変化がこれにあたる。

前述した図3.1（b）は，高分子材料を例として，このような生体-材料間に生じる相互作用ならびにその結果をまとめたものである。高分子材料側からのさまざまな刺激により惹起される生体反応を，時間と場所に注目して整理し，例えば急性の全身性反応，慢性の局所的反応のように分類し，図中に白矢印で表示した。生体側に生じる反応の中にも，材料側が被る変化（図中の黒矢印）の中にも，好ましくないマイナス効果のみならず材料の目的によってはプラス効果と認められるものもある。これらを総合した観点から目的達成に対する効果を示す尺度として"生体適合性"が定義されていると考えてよい。生体適合性材料は，血液と直接接触する条件下で使用される血液適合性材料と，毛細血管レベル以外では血液とあまり触れない条件下で使用される組織適合性材料とに大別される。図3.1（a）にはそれぞれの要素性能も簡単に書き加えて示した。材料設計に際しては共通点もあるが，それぞれ異なった評価法と設計論が必要となることも多く，一般的には分けて設計を論じている。

　以上で述べた医用機能性と生体適合性の観点から各種人工臓器用材料に要求される代表的な性能を比較して示したものが**表3.2**である。人工臓器の種類により課せられた性能の内容とレベルには大きな違いがあることが理解できるだろう。また，現在，各種医用材料として使われている高分子材料を用途別にやはり表3.2に示した。残念ながら，これらの材料は大部分がほかの工業用（汎用）材料から転用したものであり，表3.2や図3.2で示した人工臓器の例に示した理想的な要求性能との間には実際上かなりのギャップがあることを認めざるを得ない。血液接触や生体内埋殖実験と慎重な臨床的埋込み等々の経験を繰り返して，生体組織に対する前述の図3.1などで示される為害性の小さなものが生体適合性材料として利用されているのである。簡単に溶出して害をなすことの多い低分子性の添加物，触媒，安定化剤，不純物などを含むものは論外として，合成材料（プラスチックス，合成ゴム等々の高分子材料）ではポリビニルアルコール系材料や，セグメント化ポリウレタン，シリコンゴム，テフロン（ポリテトラフルオロエチレン）などや，中性あるいは弱アニオン性ハイドロゲルなどが比較的生体との相互作用が少ないという理由で，生体適合性（組織

表3.2 臨床的に使用されている各種人工臓器に要求される性能とその素材となる高分子材料

各種人工臓器	性能	生体適合性			医用機能性 (生体機能性)		高分子材料の応用例
		血液適合性	組織適合性	材料劣化性(耐疲労性も含む)	物質透過性(吸着性)	ガス透過性	
生体内で使用するもの	人工血管	◎	○	○			ポリエチレンテレフタレート（ダクロン，テトロン），テフロン
	人工心臓	◎	○	◎			ポリウレタンゴム，シリコンゴム，アブコサン51（カルジオサン），ポリオレフィンゴム
	人工弁	◎	○	◎			ポリウレタンゴム，シリコンゴム，テフロン，ポリエチレンテレフタレート
	人工骨・人工関節		◎	◎			ポリメチルメタクリレート，ナイロン，シリコンゴム，高密度ポリエチレン
生体外で使用するもの	人工腎臓（透析膜・限外ろ過膜）	○		○	○		再生セルロース（キュプロファン，アセチルセルロース），ポリメチルメタクリレート，エチレンビニルアルコールコポリマ，ポリスルホン
	人工肝臓（吸着カラム）	○		○	○		ポリ2-ヒドロキシエチルメタクリレート，酢酸セルロース（コーティング材）
	膜型人工肺	○		○		○	シリコンゴム，ポリスルホン，多孔質ポリプロピレン

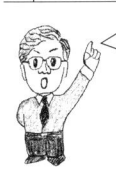

材料は，人工臓器として使われるためにはいくつもの高レベルの機能をあわせ持たなければならない！

適合性）材料と呼ばれ，よく使われてきた。

また，コラーゲンやその熱変性（部分分解）体としてのゼラチン，カニの甲羅などから得られるキチンやその脱アセチル体であるキトサンなどは生体（組織）由来という理由で天然材料系生体適合材料として認知されてきた。

しかしながら，前述した血液適合性材料はわが国を筆頭に界面における水の構造などのパラメータからその適合性の本質的解明が進められてきており，さらに複雑なシステムを有する生体組織と（異物）材料との界面での適合現象も細胞やタンパク質と材料との相互作用（認識作用）を界面水の構造の観点でシステム的に解析していくことが重要な課題である。

すなわち，水を媒体とする環境の中でさまざまなイオン・生体分子・細胞などの成分と人工材料との相互作用を非特異的相互作用，そして特異的認識反応の組み合わさったものとして解析しつつ，組織適合性材料や細胞適合性材料の設計を行うべき時代が到来したのである。

そこで次項では，この視点をベースにして組織適合性すなわち細胞適合性を理解するために，著者らのグループが1985年ごろから追求している細胞認識性高分子材料の設計論を紹介する。

3.4.2　細胞適合性材料としての細胞認識性高分子の設計

細胞内外の微小環境を制御し，細胞の増殖・分化・アポトーシス・組織化などの機能を自由にコントロールできれば，ヒトの組織や臓器を再構築・機能発現させることを最終目標とするバイオマテリアル応用分野，例えば，人工臓器・再生医療・組織工学はおおいに進展するはずである。現在，肝細胞，膵細胞，血管細胞，神経細胞などの組織工学チップ・人工臓器の作成，幹細胞，ES細胞から必要な機能細胞をつくり出す再生臓器など，さまざまな研究のデッドヒートが世界的規模で展開されている。

しかしながら，これまでの細胞培養や細胞組織化システムが共通して抱える難問は，生体外環境で細胞の機能制御ができるどころか，現状維持すら十分にできないことである。例えば，これまでの研究から，肝臓から取り出した初代

培養肝細胞の肝機能が単離直後から急速に低下してしまい，タンパク質合成能・薬物代謝などを筆頭にその能力は体内とは著しく異なり減衰することが明らかになっている．肝細胞は世界各地の医療・研究機関で最も活発に培養されている臓器構成細胞の一つでありながら，この生体外での肝機能低下がなぜ，しかもそれぞれ機能（タンパク合成，アンモニア代謝，解毒等々）別に差を持って起こるのかまったく解明されていないのである．

生体外における細胞の機能低下の一因として，細胞外マトリックス（足場）を筆頭とする細胞外環境が着目されている．生体内における細胞の周辺では普通，ほかの細胞や基底膜成分などが複雑ながら有利な環境を提供しており，それらが相互作用することによって個々の細胞が十分な機能を発揮している．細胞外環境の重要な一つの要素である細胞外マトリックスの量的変化や質的変化によって細胞の分化・増殖・生死の制御が行われている可能性が近年指摘されている．細胞膜表面の受容体（レセプター）タンパク質であるインテグリンと，そこに接着するタンパク質（フィブロネクチン，ラミニンなど）の結合によって引き起こされる細胞内の接着シグナル伝達経路は，別経路である増殖因子とレセプターの結合によって引き起こされ，MAP キナーゼ（MAPK）に至るシグナル伝達経路や PI 3 キナーゼ（PI 3 K）から Akt に至るシグナル伝送回路などと相互に関係しあう（クロストークする）というのである（図 3.7）．

これらの報告をバイオマテルアル設計を志す工学系研究者の視点から見直すと，本章の課題である，生体組織/細胞適合性材料の設計はもちろん，今後ますます裾野を広げるであろう再生医療やバイオ産業の基盤技術といえる生体外細胞操作技術の一環として，細胞外マトリックスの重要性が痛感されるのである．

著者らは 1980 年ごろから，各種細胞の分化・増殖や代謝機能を制御するため，種々のレセプター認識型リガンドを高分子に固定した人工細胞外マトリックスを設計・開発してきた．図 3.8 にそれを簡略化したものを示す．最も力を注いできた例として，図 3.8（d）に示す肝細胞で特異的に発現する糖タンパク質取込用レセプターに認識される合成高分子マトリックスの設計と応用を，

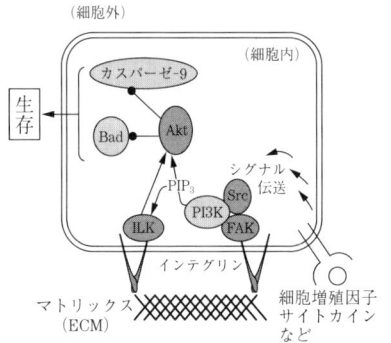

PI3K-Akt経路ではインテグリンがECMに結合することにより，インテグリンに結合しているFAK，Srcの分子マシーンが活性化される．その後，PI3K分子が活性化された後，そのキナーゼ活性により，PIP_3が生じ，Akt分子が活性化される．活性化されたAktにより，アポトーシス関連分子であるBad分子あるいはカスパーゼ-9がリン酸化されることにより，その活性を失い，細胞死が抑制される．また，これらの経路は増殖因子や細胞間接着によっても活性化される．

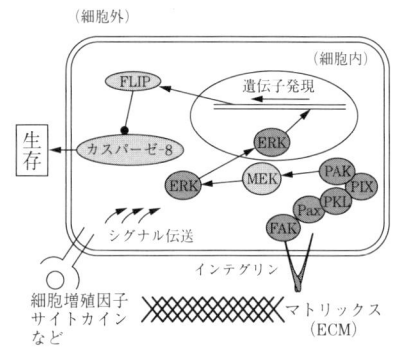

インテグリンが細胞外マトリックス（ECM）に結合することにより，FAK，MEKなど，キナーゼ活性を有する分子マシーンがつぎつぎに活性化し，最終的にERK分子が活性化される．活性化されたERKはFLIPの発現を増大させ，FLIPはここで説明したようにアポトーシスを誘導する重要な酵素であるカスパーゼ-8の活性化を抑制することにより細胞死を抑制する．

（a）PI3K-Akt経路　　　　　　　　（b）MAPK経路

インテグリン/細胞外マトリックス間相互作用は，なぜ，細胞の生存性を維持できるのだろうか？　これ以外の相互作用ではなぜいけないのだろうか？

図3.7　（細胞外）マトリックスへの細胞接着現象による細胞死の抑制と生存性の確保

一つのケーススタディーとして紹介してみよう．

血液中に存在する通常の糖タンパク質は，末端部にシアル酸・ガラクトース基を有する複雑な階層構造を持っている．それらの寿命が尽きると末端部のシアル酸が切れ，前末端基のガラクトース基が露出したアシアロ糖タンパク質になる．肝細胞表面に存在するアシアロ糖タンパク質レセプターは，末端構造の変化を識別しながらアシアロ糖タンパク質を細胞内に取り込み，細胞内で消化する機能を持っている．

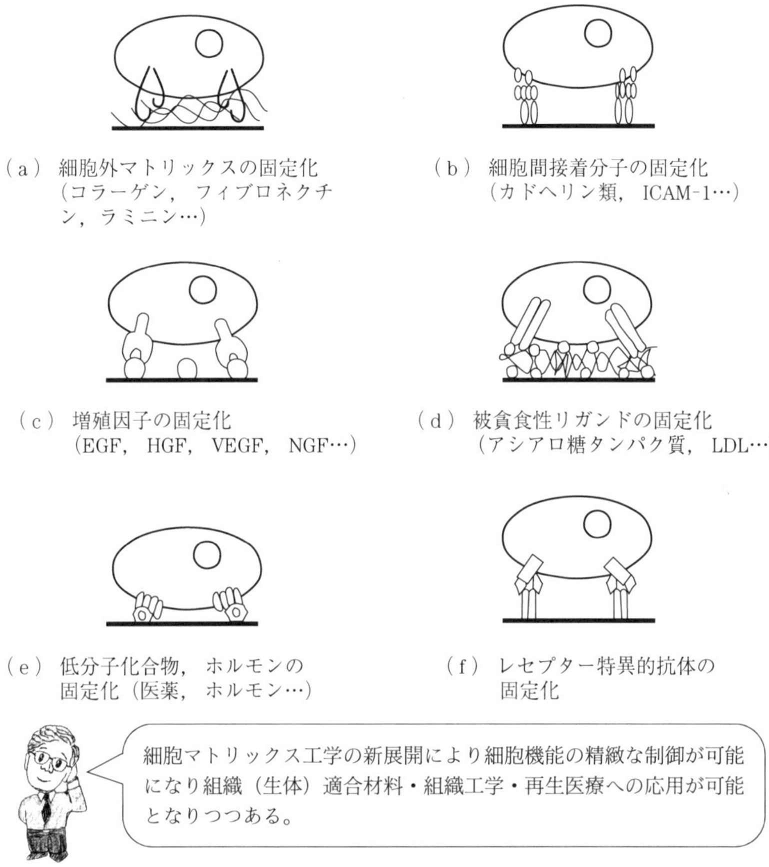

3.4 組織適合性材料

(a) 細胞外マトリックスの固定化
 (コラーゲン，フィブロネクチン，ラミニン…)

(b) 細胞間接着分子の固定化
 (カドヘリン類，ICAM-1…)

(c) 増殖因子の固定化
 (EGF，HGF，VEGF，NGF…)

(d) 被貪食性リガンドの固定化
 (アシアロ糖タンパク質，LDL…)

(e) 低分子化合物，ホルモンの固定化（医薬，ホルモン…)

(f) レセプター特異的抗体の固定化

> 細胞マトリックス工学の新展開により細胞機能の精緻な制御が可能になり組織（生体）適合材料・組織工学・再生医療への応用が可能となりつつある。

図3.8　新しい細胞接着用マトリックス（足場）の設計手法

この複雑な天然のアシアロ糖タンパク質を極力単純にモデル化し，肝細胞のアシアロ糖タンパク質レセプターに認識させようと，著者と小林一清らの共同研究によりガラクトース基を側鎖に持つスチレンモノマーを合成し，それを重合してアシアロ糖タンパク質モデル高分子のPVLA〔poly(N-p-vinylbenzyl-o-β-D-galactopyranosyl-1 → 4-D-gluconamide)〕が開発された（**図3.9**）。そして，その主鎖が疎水性のポリスチレン鎖，側鎖が親水性の高い糖鎖という分子構造から予想されるようにPVLAは両親媒性高分子であり，水にも見かけ上よく溶け，石鹸のように高分子ミセルをつくることも判明している。

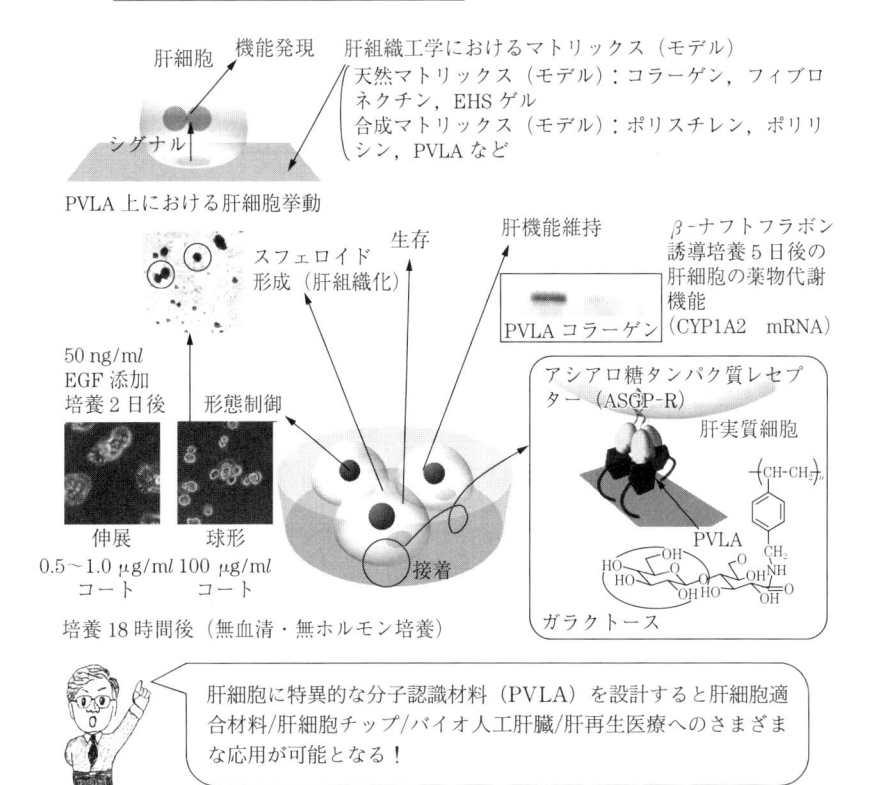

図3.9 細胞マトリックス工学の設計コンセプトに基づく新しい肝細胞認識型接着基質（マトリックス）の開発と応用

PVLAが肝細胞に特異的に認識される性質と，その両親媒性に基づく安定な疎水性表面への吸着特性を利用して，肝臓を構成するほかの非実質細胞（類洞内皮細胞，星細胞，クッパー細胞など）との混合集団から容易に肝細胞のみを認識・接着させ，分離することが可能となった。しかも，肝細胞表面のアシアロ糖タンパク質レセプターがカルシウムイオン依存型レクチン（C-レクチン）と呼ばれているとおりPVLAのガラクトース残基のレセプター結合にはCa^{2+}が必須であるため，EGTA，EDTAなどのCa^{2+}キレート剤処理によって接着肝細胞を簡単に脱着・回収できる。

図3.9に示すようにPVLAがその高濃度溶液（$100\,\mu g/ml$）からコートさ

れたディッシュ（培養シャーレ）上で培養された肝細胞にサイトカイン（増殖因子）のEGF（上皮細胞増殖因子）を添加すると，EGFの細胞移動促進因子（motogen）としての活性が強く誘導され，2,3日後には分化機能と生存性の高いスフェロイド（spheroid：細胞の球状集合体）が形成される．スフェロイドはディッシュからの脱着も容易でほぼ完全に無傷の肝細胞集合体として回収し，再利用することが可能である．それは，現時点では人工肝臓として最も有望な肝細胞の存在状態であると考えられている．また，このスフェロイド形成条件下でウイルスを用いない方法（リポフェクション法など）でさまざまな遺伝子を肝細胞に導入し，スーパー肝細胞とすることが可能である．

一方，PVLA低濃度溶液（0.5 μg/ml）からコートされたディッシュ上において培養された肝細胞は形態が伸展し，そこにEGFを加えるとEGFの増殖因子（mitogen）としての活性が強く発揮され，肝細胞のDNA合成能（細胞増殖への指標と考えられる）が高まった．

以上の結果は，EGFという多機能の外因性シグナル分子の細胞内への情報伝達経路をPVLAのコート濃度の制御によってスイッチさせることに成功したと見なすことができる．このEGFの二つの質の異なる情報伝達機能へのスイッチ機構は最近ようやく明らかになった（図3.10）．

PVLA高濃度コート表面ではこの高分子ミセルが強く単層で飽和吸着しており，全表面を覆うガラクトース系高分子ミセルと肝細胞表面のアシアロ糖タンパク質レセプターとの結合・接着が長時間安定に保持される．この状態が続くかぎり，通常の細胞接着機構に基づくインテグリンシグナルは入力されず，添加されたEGFは細胞移動促進のシグナルを送り続け，肝細胞のスフェロイド形成に行きつくのである．

一方，PVLAミセルの低濃度コート表面では，未吸着座席として裸のポリスチレン表面が広く残されており，その空座席は時間経過に伴い肝細胞自らが分泌するインテグリン認識型の細胞外マトリックス成分（フィブロネクチン，I型コラーゲンなど）で満たされていく．このため，時間経過とともに最初の相互作用に比べ強力なインテグリンシグナルが付加されていく．それに伴い加

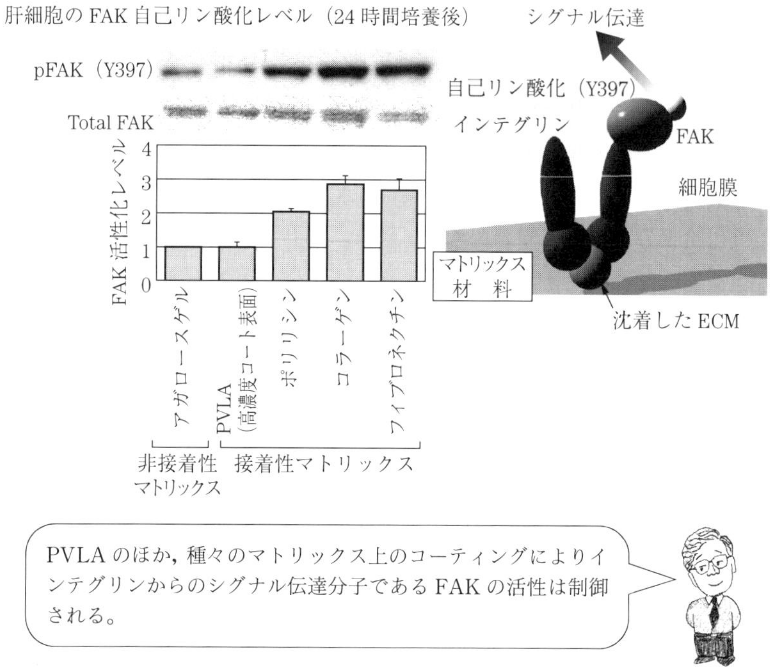
肝細胞の FAK 自己リン酸化レベル（24 時間培養後）
pFAK（Y397）
Total FAK
FAK 活性化レベル
4
3
2
1
0
アガロースゲル
PVLA（高濃度コート表面）
ポリリシン
コラーゲン
フィブロネクチン
非接着性マトリックス
接着性マトリックス
シグナル伝達
自己リン酸化（Y397）
インテグリン
FAK
細胞膜
マトリックス材料
沈着した ECM
PVLA のほか，種々のマトリックス上のコーティングによりインテグリンからのシグナル伝達分子である FAK の活性は制御される。

図 3.10　新しい肝細胞認識型マトリックス（PVLA）設計によるインテグリンシグナルのコントロール

えられた EGF シグナルはもう一方の増殖因子としてのシグナルへ変換されていくというわけである。いい方を換えれば PVLA ミセルは吸着状態の制御によりインテグリンシグナルやサイトカインシグナルを強力にオン-オフ制御するのに使えるというわけである。

通常用いる 100 μg/ml の PVLA コート濃度のままで Ca^{2+} 濃度を通常の半分程度（20 μM）に下げるか，PVLA のコート濃度を極端に下げ 20 ng/ml にして肝細胞を播種すると，接着できない肝細胞が全体の 0.5～1％存在する。この接着できないほうの肝細胞分画はよく調べてみるとアシアロ糖タンパク質レセプターの発現が顕著に少なく，しかも興味深いことに細胞増殖の指標となる DNA 合成能が接着できたほうの肝細胞に比べて高く，肝細胞としての分化機能が低いことが判明した。実際，この方法で分離された肝細胞分画は生体外の

3.4 組織適合性材料

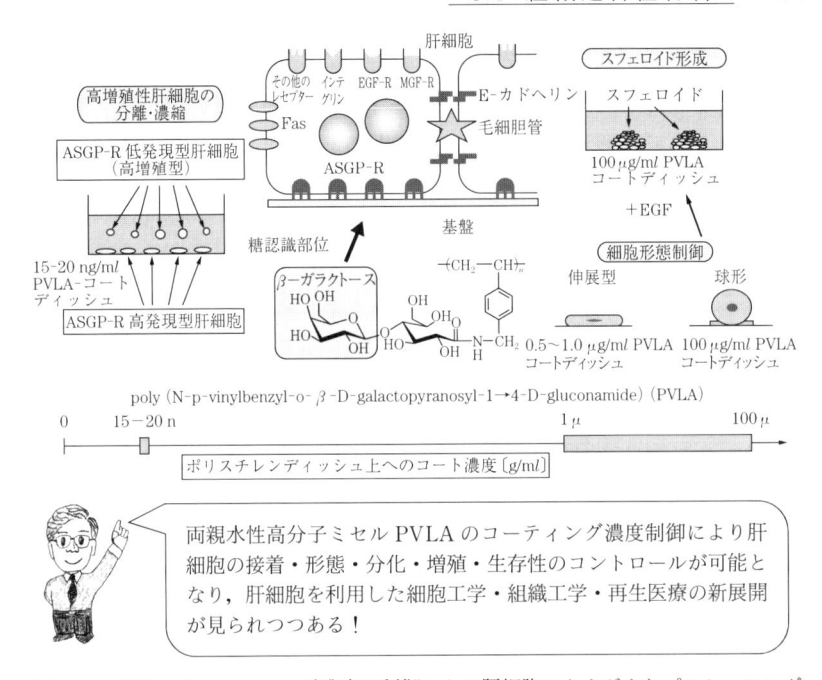

図 3.11 PVLA のコーティング濃度の制御による肝細胞のさまざまなプロセッシング

みならず生体内においても増殖能が高いことが確認された。

インテグリンによらない肝細胞認識型接着材料としての PVLA のコーティング濃度を変化させることにより肝細胞の接着現象がいろいろと制御できる可能性を**図 3.11** に整理して示している。

以上で述べたような細胞認識性・細胞適合性バイオマテリアルの設計論の対象は，肝細胞に限られるものではない．特定の細胞に特定の相互作用を誘起したり，接触界面で細胞の接着と機能を制御する技術に応用することが可能である．必要に応じて細胞との特異的あるいは非特異的認識を制御できるバイオマテリアルこそ，組織/細胞適合性材料設計に直接的につながっていくものである．

「ある細胞をよくくっつける材料表面はほかの細胞をくっつけない！」．この言葉は一見謎ときか禅問答のように聞こえるかもしれないが，よく考えてみれば当たり前のこととして理解していただけることだろう．著者らのポリマー

コーヒーブレイク3.1

私たちのからだはインテリジェント繊維材料をつくっている

　最近，いろいろな商品やシステム，建築システムに"インテリジェント——"といった冠詞がつくことが多い。その由来であるインテリジェンスとは，賢さ，知略，謀略といった意味である。インテリジェントの名の本家ともいうべき私たちのからだも，じつにインテリジェントな繊維高分子材料のメーカーとなっている。からだの外などで血液が固まる現象は，血管が切れたときに出血多量で死ぬことを免れるために，からだに備わっている一種の生体防衛反応である。血液は，空気や異物に触れることなく通常は流動性を保ちながら血管というパイプラインの中を流れて，栄養や酸素（エネルギー源），ホルモン（情報伝達分子），老廃物などを運ぶという任務を持っている。したがって，血管が損傷したとき，それ以上の出血をくい止め，傷害部位を修復するためにこのような血液の凝固が起こるわけである（図3.3参照）。

　すでにチャレンジコース2.1で詳細な反応について述べたように，この凝固塊の実体は水に不溶性のフィブリンというタンパク質でできた一種の繊維高分子材料なのである。普段はフィブリノーゲンという水溶性の分子の状態で血液中を流れているが，ひとたび血管が損傷したり，異物の侵入や接触が起こったりしたとき等々，個体の危急存亡のときには，防衛システムの一つとしてこのような水に不溶性の繊維を形成する。不織布のように見えるが，ミクロに見ると1本1本が高結晶化した繊維であることがわかる。非常に分子量の大きな1個1個のタンパク質（フィブリン）の粒子が，一次元方向に凝集することによって繊維状に並び，さらにそれらが不織布のように絡まり合って決壊した堤防（血管）を補強するわけである。血管が異常な状態になったという刺激（情報）がつぎつぎに化学増幅されて，最終的には水溶性の形で存在していたフィブリノーゲンという分子の一部がプロテアーゼ処理（タンパク質の分解）を受け，活性化し，それが凝集してフィブリンになる。さらに，それに架橋を施す酵素（第13因子）が作用して，完全に安定なフィブリンネット（網）になっていく（チャレンジコース2.1の図1，図2参照）。しかも，また驚くべきことには，それが任務を終わって再び欠損部に細胞が成育しはじめて，組織が安定化するころになるとフィブリン繊維を分解するような酵素も出てくる。環境認識をして必要となればすぐ現れ，必要がなければすぐ消えてしまうという合目的的な繊維である。近年，環境変化をセンシングしたり，さらに，それに応答して自身の物性を変化させたり，自己修復する機能性材料（インテリジェント材料，スマート材料）が期待されている。フィブリン繊維はさしずめこの理想をいく生体材料といえるだろう。

PVLAは，すでに3.3節でも記したように，肝細胞以外の細胞，例えば，高接着性と高反応性を誇る血小板にはまったく認識されないのである。したがって，田中　賢らの研究を筆頭とする血液適合性表面の設計，つまり，血液細胞に不活性な表面の設計アプローチと表裏一体の関係にあるといえよう。紹介した一連の研究の融合により生体に自由自在かつ積極的に働きかける材料設計を目指す新しいバイオマテリアル時代に入っていけることになる。生化学・細胞生物学・分子生物学が界面化学・高分子化学と融合せざるを得ない状況が，私たちの目前に迫っているといってよい。

3.5　バイオマテリアルの生体内劣化・分解反応

　バイオマテリアルを生体組織内に埋め込んだり，表面に接触させたり，体外循環用デバイスとして血液接触させたりすると，バイオマテリアルは生体成分（分子・細胞・イオン…）と相互作用し，前述したような生体反応・異物反応を引き起こす一方，材料自体の化学的・物理的あるいは機械的性質が変化する。それは生体内劣化としてバイオマテリアル適用の不具合につながることも多かったが，後の章で述べるような，組織工学，再生医療，ドラッグ（遺伝子）デリバリーシステム分野では，むしろプラス志向の評価もされるようになっている。例えば，バイオマテリアルが徐々に分解して薬やサイトカインを徐放したり，あるいは，インテリジェントに物性を変化させる機能は大変期待されるようになっている（6章参照）。ここでは著者の専門のバイオマテリアルである高分子材料や生体高分子に焦点を当てて，生体環境下における材料の劣化，および，その制御について解説しよう。

3.5.1　バイオマテリアルの生体内劣化とは

　近年，バイオマテリアルはその性能のレベルアップとともに体内に埋入される頻度も高まりつつあり，生体環境との接触時間が長期化する傾向が強まっている。それとともに，生体環境下での材料の運命についても重要な関心が向けられるようになってきた。

古くはバイオマテリアル研究の初期のころから，人工血管や各種インプラント材，そして長期間装着が動物実験で繰り返されてきた人工心臓ポンプなどが長時間血液に触れていると，生体側の脂質，タンパク質，カルシウムなどの諸成分の吸着・浸透によって，血管，ポンプとして要求される弾性を失った，いわば動脈硬化形の組織に変化するケースがよく報告されてきた。往年，一世を風靡した人工心臓弁の一種であるボール弁には，シリコンゴム製のボールがよく使用されていた。シリコンゴムは長期間血液と接触するうちに脂質を吸収し，もろくなり，ついには血圧によって粉砕されて致命的となったケースが多かった。人工乳房（豊胸材）として，かつて頻繁に埋め込まれてきたシリコンゴムは，埋植された患者の体内において不具合で，かつ，未解明な劣化をいまだに継続しているものと思われる。生体側に起こる反応についてはこれまで多数の研究がなされ，反応制御に必要な分子設計情報も着々と蓄積されつつあるが，材料側に生じる変化については研究が少なく，したがって，生体内劣化を制御するための分子設計情報は，科学的バイオマテリアル研究がすでに半世紀の歴史を経た今日においてさえ十分ではない。

生体内劣化を生じない人工心臓，人工血管，人工弁や長期的に血液中で作動するバイオセンサーの研究，あるいは逆に生体内で所定の速度で分解・消失する医用・薬用の高分子等々のバイオマテリアル研究の必要性は，近年ますます痛感されつつある。ここでは，高分子材料を例として，その生体内劣化機構を分子レベルで解析し，生体内劣化制御を目指す試みについて考えてみよう。

3.5.2 生体内劣化の要因とそのメカニズム

生体は高度な階層性を有するトータルシステムとして複雑かつ高度な物理的・化学的・生物学的機能を遂行しており，同時にそれを維持していくために体温，浸透圧，pH，各種物質濃度をはじめとした体内環境をつねに一定の変動範囲内にとどめようとする，いわゆる"ホメオスタシス"（恒常性）の維持も行っている。

一般的に人工材料の多くは生体組織にとって異物であり，材料が埋入や体外

循環などの操作により生体環境の下で各種生体成分に触れた場合には，異物としてのさまざまな相互作用が生じる。一方の反応としてすでに3.1節において図3.1（b）の白矢印（⇨）で示したような生体側に生じる反応が挙げられる。血栓形成，炎症などの異物反応のほか，組織形成促進，免疫系活性化などの医療上効果的な反応も例として挙げられる。一方，逆に生体と接触した材料側としても，図3.1（b）の黒矢印（⬅）で示すような変化を受けることになる。すなわち，生体内の血小板，白血球，マクロファージなどの細胞あるいは分子成分である脂質，タンパク質，水およびカルシウムイオン，リン酸イオンなどの各種無機イオンの粘着，吸着，貪食，浸透，あるいはそれらによる分解などによって材料自体の物理的および化学的性質（弾性，強度，透明性，バイオリアクター・バイオセンサーとしての機能等々）が低下するという現象がしばしば発生し，大きな問題となる。つまり，これらの生体内劣化・生体内分解現象が適切に制御される設計論が確立されれば，体内吸収性材料として抜糸の不要な手術用の縫合糸，補強材や人工臓器用デバイス等々の応用に計り知れないほどの貢献をする。

最近ではドラッグデリバリー，遺伝子（アンチセンス，DNA，siRNAなどを含む）デリバリーを制御するためにコラーゲン，ゼラチンなどの生体高分子や，ポリ乳酸，ポリグリコール酸などの合成高分子が活発に利用されているが，これらは生体内劣化・分解反応を逆に有用な目的に応用していることになる。近年，この流れは一段と発展し，再生医療において細胞をあらかじめ組み込むマトリックス，スキャフォールド（いずれも細胞のベッド，畑にもたとえられる）として活用されつつあり，バイオマテリアルの分解・劣化に関する理解とその制御は不可欠の課題となっている。

さて，高分子材料の生体内劣化をその原因となる相互作用の質に注目して整理分類すると既出の図3.1（b）のようなものとしてまとめられる。体内に埋入された材料は，その使用目的によっては摩擦（人工関節など）や衝撃（人工弁など）や繰り返し屈曲（指関節の人工腱部分など）を激しく被ることにより機械的劣化が起こる。また，材料内の低分子物質（可塑剤，安定剤など）が組

織液，血液中に溶出したり，逆に組織液，血液中の脂質，タンパク質，イオン，水などが材料側に吸着，浸透して材料劣化の原因となることも多い。これは物理化学的劣化といえよう。一方，高分子材料の主成分である高分子化合物の主鎖，側鎖の化学結合そのものが開裂・分解したり，あるいは架橋反応を受けることにより材料が所定の機能を失う場合もある。このような劣化は生体に特有の酸素反応によるものと，生体外条件下と同様の非酵素的な加水分解反応，酸化還元反応，架橋反応等々によるものとに大別される。静止した生体環境下では，材料は生体側からの働きかけを受け，物理化学的劣化と化学的劣化とがたがいに影響しあいながら進行することとなる。生体系システムは程度の差こそあれ運動しており，機械的劣化もこれら二つの劣化に加わって進行するものと考えられる。

　高分子材料の物理的性質，劣化現象とは生体の有する物理的・化学的・生物学的な環境にさらされる中で，このような材料自体に期待されていた構造と機能を支える相互作用システムが破壊されていく過程であるということもできる。

　Kronenthal は，このような生体内劣化現象の物理化学的および化学的過程を経時的変化の観点に立って以下のように整理している。すなわち，高分子材料が生体内の水溶液環境に埋入された場合には4段階を経て劣化していくと考えている。

　第1段階は，通常，埋入後数分から数時間で起こる水和過程である。この段階では共有結合の切断はほとんど見られず，ファンデルワールス力や水素結合力によって安定化されている二次および三次構造の破壊が劣化の主要因となる。水和過程はポリマーの親水-疎水性の違いに大きく依存して変化する。コラーゲンのような天然高分子は急速に相当量の水を吸収し，著しい強度低下が見られる一方，やや疎水性の高いポリ乳酸やポリグリコール酸などはその変化が少ない。

　第2段階では，普通，高分子-主鎖結合の切断開始による不可逆的な材料強度の低下が見られる。図3.1（b）でも示したような高分子の構造を規定する

多くの因子の相違により，劣化機構は大きく異なったものとなる。例えば，ポリグリコール酸のような分解吸収型の脂肪族ポリエステルの場合，強度の減少速度は高分子主鎖の単純な加水分解速度に完全に支配され，既知の酸素反応に依存しないことが明らかにされている〔ダクロン（ペット，PET の略称が有名）その他の芳香族ポリエステルが，生体内でも通常ほとんど分解性を示さないこととは対照的である〕。一方，コラーゲン材料のようにプロテアーゼ（ペプチダーゼ）などによる酵素的な分解反応が開始される場合もある。

劣化の第3段階では，第2段階の共有結合切断に引き続きポリマーの重量損失および吸収が開始される。第2段階では元のポリマー重量のほとんどがまだ保持されており，第3段階で初めてポリマーは大幅な分子量低下を受け，その凝集性が失われるのである。

第4段階で，ポリマー断片は貪食されたり，細胞間液に可溶化されることによって流出し，ポリマー材料はその重量の大部分を失い，埋入場所にはゴースト（ghost，抜けがら）だけが残り，最後にはそれも吸収されてしまう。

以上のように，ポリマーの劣化過程は分解消失に至るまで四つの経時的過程として整理されたが，生体材料および若干の合成ポリマーを除く大部分のポリマーは第1段階のみで終わることが多い。高分子材料塊が，主鎖の切断（分解）ではなく，側鎖の修飾・分解反応などによる可溶化を通じて埋入場所から消失し，見かけ上，第4段階にまで至ったように見えるケースも一部には見出されている。

3.5.3 化学的劣化反応とその制御
〔1〕 酵素の関与しない化学的劣化反応

合成高分子の化学的劣化の一般的機構について，Allara は，図 3.12 のように整理している。ポリマーの脱離反応，解重合，ランダムな結合切断，酸化反応，加水分解，その他，付加反応等々の機構によって合成高分子の劣化が進行するものと考えられているが，その消長を予測することはなかなか困難である。ここでは非酵素的に化学的劣化が進む例について述べてみよう。

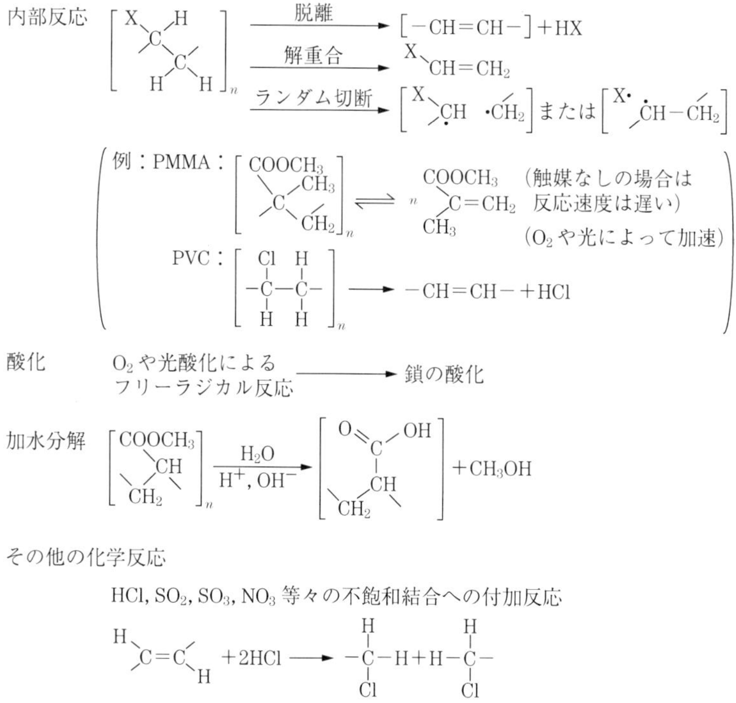

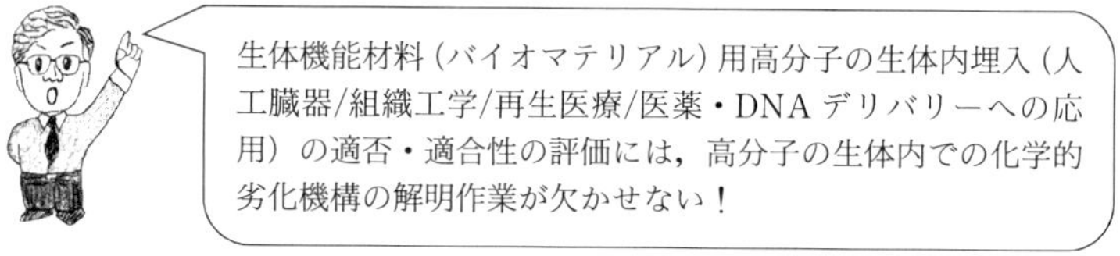

3. 生体適合性材料設計の基礎

内部反応

$$\left[\begin{array}{c}X\diagup\diagdown H\\ \diagup C\diagdown\\ \diagup C\diagdown\\ H\diagdown\diagup H\end{array}\right]_n \xrightarrow{\text{脱離}} [-CH=CH-] + HX$$

$$\xrightarrow{\text{解重合}} {}_n \diagdown_{CH=CH_2}^{X}$$

$$\xrightarrow{\text{ランダム切断}} \left[\begin{array}{c}X\\ \diagup CH \cdot \dot{C}H_2\end{array}\right] \text{または} \left[\begin{array}{c}X\cdot\\ \dot{C}H-\dot{C}H_2\end{array}\right]$$

（例：PMMA：$\left[\begin{array}{c}COOCH_3\\ \diagup C\diagdown CH_3\\ \diagup CH_2\end{array}\right]_n \rightleftarrows {}_n \diagdown_{CH_3}^{COOCH_3}{C=CH_2}$ （触媒なしの場合は反応速度は遅い）
（O_2や光によって加速）

PVC：$\left[\begin{array}{c}Cl\ \ H\\ -C-C-\\ \ \ \ H\end{array}\right]_n \longrightarrow -CH=CH- + HCl$ ）

酸化　　O_2や光酸化による　　　　　　　鎖の酸化
　　　　フリーラジカル反応

加水分解　$\left[\begin{array}{c}COOCH_3\\ \diagup CH\\ \diagup CH_2\end{array}\right]_n \xrightarrow{H_2O}_{H^+,\ OH^-} \left[\begin{array}{c}O\diagdown_C\diagup OH\\ \diagup CH\\ \diagup CH_2\end{array}\right] + CH_3OH$

その他の化学反応

HCl, SO_2, SO_3, NO_3 等々の不飽和結合への付加反応

$$\begin{array}{c}H\\ \diagup C=C\diagdown\\ \diagup\ \ \ \ \ H\end{array} + 2HCl \longrightarrow \begin{array}{c}H\\ -C-H + H-C-\\ Cl\ \ \ \ \ \ \ \ \ \ \ Cl\end{array}$$

> 生体機能材料（バイオマテリアル）用高分子の生体内埋入（人工臓器/組織工学/再生医療/医薬・DNA デリバリーへの応用）の適否・適合性の評価には，高分子の生体内での化学的劣化機構の解明作業が欠かせない！

図3.12 高分子の化学的劣化（結合切断反応）の推定機構〔Allara, D. L.：Environ. Health Perspec., 11, 29 (1975) から引用〕

　生体内で劣化する合成高分子としては，ポリグリコール酸 $\{CH_2COO\}_n$，ポリ乳酸 $\{CH(CH_3)COO\}_n$ などがある。前者は Dexon という商品名の吸収性縫合糸として市販されており，その生体内劣化についても研究例が多い。例えば Kats らは，劣化が主鎖エステル結合の加水分解で進行することを明らかにしているし，Frazza らは，ポリグリコール酸のウサギ皮下埋入後の劣化挙動を羊の腸由来の吸収性縫合糸であるクロム処理カットガット（cutgut）と比較検討し，**図3.13** を得ている。ポリグリコール酸の引張り強度が日数の経過

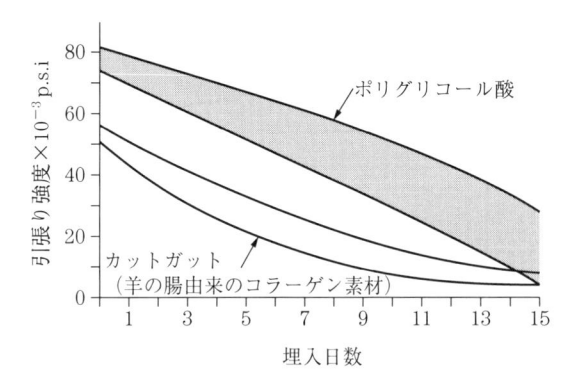

図 3.13 ウサギ皮下組織に埋入したクロム処理カットガット（羊の腸由来。主成分はコラーゲン/ゼラチン）とポリグリコール酸の引張り強度の経時変化〔Frazza, E. J., et al.: *J. Biomed. Mater. Res. Symposium* 1, 43 (1971) から引用〕

とともにほぼ線形的に減少していくことがわかる。

一方，同じ α-ポリエステルでも，ポリ乳酸はポリグリコール酸とは若干異なった劣化挙動を示す。Brandyらは，放射性同位元素 ^{14}C でラベルしたラセミ体のポリ乳酸（以下，ポリ-DL-乳酸と表記）のラット腹壁内での分解速度およびその排出経路を検討した。ポリ-DL-乳酸の分解速度はポリグリコール酸に比べだいぶ遅く，図 3.14 に示すように 168 日後もなお 63% は埋入場所にとどまっていることがわかった。また，尿，糞便，呼気ガス（CO_2）の放射性活性を追跡し，その分解生成物の排出経路は初期から後期に至るまで，つねに呼気ガスが主であることも明らかにしている。ちなみに，168 日間における分解生成物の排出経路（減少量 37%）の内訳は，呼気ガス 30%，尿 4.6%，糞 2.8% であった。

ポリ-DL-乳酸およびポリ-L-乳酸のニワトリ胚の肝ホモジネートによる分解反応が検討され，ポリ-DL-乳酸のほうが，ポリ-L-乳酸よりもずっと速く分解することが見出されている。DL体ポリマー，L体ポリマーの結晶性や熱的性質が検討された結果，その理由は結晶性の高い L 体ポリマーが触媒の攻撃を受けにくいためであると推定された。グリコール酸と乳酸のコポリエステ

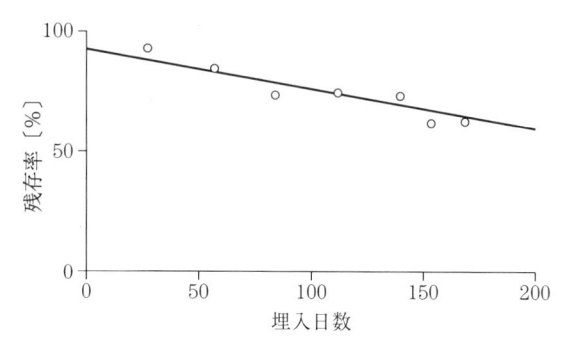

ラット腹壁内に埋入後，ポリ乳酸はゆっくりと劣化する。

図 3.14 ポリ乳酸埋入後のポリマー残存率の埋入日数依存性〔Brandy, J. M., et al. : *J. Biomed. Mater. Res.* 7, 155（1973）から引用〕

ルがラット大腿部に埋入され，生体内劣化が検討された。ポリグリコール酸＞25％乳酸導入コポリマー＞50％乳酸導入コポリマー＞75％乳酸導入コポリマー＞ポリ乳酸の順で分解速度が低下する結果が得られている。また，ポリ-DL-乳酸の *in vitro* における加水分解が解析され，エステル結合のランダムな加水分解に基づく分子量の減少や引張り強度の減少が，重量減少に先立って起こることも見出されている。さらに，加水分解反応はポリマーの分子量に大きく依存し，分子量が大きいほど分解速度は小さくなることが指摘されている。

以上のように，生分解性の合成ポリエステルの分解速度は，置換基や光学異性体の導入，分子量，結晶性の調節あるいは共重合操作などにより，さまざまにコントロールすることが可能になりつつある。現在，ポリ-L-乳酸はトウモロコシ，サトウキビなどの発酵法でまずL-乳酸を合成し，これを化学的に環状二量体（ラクチド）化した後，開環重合法でポリマーを得るという反応手順で大量かつ廉価に得られており，用途も拡大されつつある。21世紀は原料が光合成で得られ，CO_2 負荷ひいては環境負荷の低いポリ乳酸などが大活躍し，石油化学系プラスチックスに大いに置き換わっていくものと期待されている。

表 3.3 に実用化に供せられている専門メーカー（バーミンガムポリマー社）のポリエステル系商品の例を示す。その分解挙動や物性がポリマーの分子構造

表 3.3 各種の生分解性ポリエステルの構造特性と物性（欄外にモノマーの分子構造と略称を示す）

No.	化学品名 Polymer	略式名称	粘度 [dl/g]	融点 [℃]	ガラス転移点 [℃]	引張り強度 [pa]	伸長率 [%]	弾性率 [pa]	分解時間 [月]
1	50/50 poly (DL-lactide-co-glycolide)	50/50 DLPLG	0.55〜0.75	アモルファス	45〜50	6000〜8000	3〜10	$2〜4×10^5$	1〜2
2	65/35 poly (DL-lactide-co-glycolide)	65/35 DLPLG	0.55〜0.75	アモルファス	45〜50	6000〜8000	3〜10	$2〜4×10^5$	3〜4
3	75/25 poly (DL-lactide-co-glycolide)	75/25 DLPLG	0.55〜0.75	アモルファス	50〜55	6000〜8000	3〜10	$2〜4×10^5$	4〜5
4	85/15 poly (DL-lactide-co-glycolide)	85/15 DLPLG	0.55〜0.75	アモルファス	50〜55	6000〜8000	3〜10	$2〜4×10^5$	5〜6
5	poly (DL-lactide)	DLPLA	0.55〜0.75	アモルファス	50〜60	4000〜6000	3〜10	$2〜4×10^5$	12〜16
6	poly (L-lactide)	LPLA	0.90〜1.20	173〜178	60〜65	8000〜12000	5〜10	$4〜6×10^5$	>24
7	poly (glycolide)	PGA	1.40〜1.80	225〜230	35〜40	10000+	15〜20	$1×10^6$	6〜12
8	poly (ε-caprolactone)	PCL	1.00〜1.30	58〜63	−65〜−60	3000〜5000	300〜500	$3〜5×10^5$	>24
9	25/75 poly (DL-lactide-co-ε-caprolactone)	25/75 DLPLCL	0.7〜0.9	60〜150	20	1132	624	$5〜20×10^4$	19
10	75/25 poly (DL-lactide-co-ε-caprolactone)	75/25 DLPLCL	0.7〜0.9	60〜150	20	744	154	$6〜20×10^4$	19

（バーミンガムポリマー社の資料より改編）

ラクチド lactide　グリコリド glycolide　カプロラクトン ε-caprolactone

モノマーや共重合化によって生分解反応性がよく制御され，DDS, 再生医療用バイオマテリアルへの応用も進展しつつある。

コーヒーブレイク3.2

インテリジェントなスーパー生体繊維"コラーゲン"—私たちのからだは繊維の"メーカー"であり,"ユーザー"であることを自覚しよう!

　ここで,生体を構成するインテリジェントなバイオマテリアルを一つ紹介しよう。それはアキレス腱に代表される腱を構成する生体繊維であり,生体内最強のタンパク質繊維といわれる高配向性のコラーゲンである。一方向に配向凝集しているのは,腱が骨と筋肉の間に力学的に強い力を伝える役割を担っているからである。力の伝達機能を持つためのコラーゲン系材料としての腱が有する高次構築は,合目的的なものである。

　しかし,私たちのからだには,皮膚・角膜・血管・肝臓・腎臓・骨・軟骨など,いろいろな臓器や組織があり,それらをミクロに観察すると異なったタイプの分子構造や結晶構造・高次構造を有するコラーゲン繊維が存在していることがわかる。タイプが違うということは,タンパク質としての分子構造が微妙に違うのであり,対応する遺伝子がもともと違うというところからきているのだが,その遺伝子発現によってつくられたさまざまなタイプのコラーゲンの生体組織への分布状態が異なり,合目的的な構造‐機能相関を示しているところがとても面白い。

　皮膚や腱ではⅠ型,軟骨ではⅡ型,基底膜(上皮系細胞の足場・ベッド)ではⅣ型等々と役割分担している。さらに,同じⅠ型でも前述の腱や靱帯ではひたすら一方向に並んでいるのに対し,透明であることを要求される角膜では繊維構造が交互に90°ずつずれて累積する。Ⅰ型コラーゲンを例とした**図1**に示すように精巧な階層構造をとっている。一次構造レベルでグリシン-プロリン-X(その他のアミノ酸)という規則的な配列(一次構造)を繰り返すことを通じて,コンフォメーション(二次構造),さらには三重らせん構造が決まり,細い針金のように3000Åぐらいの剛直分子になる。さらに,それがまた配向凝集して繊維(ファイバー)になっていくというわけである。これは,私たちのからだの中で最も多い繊維素材であると同時に,最も多いタンパク素材でもある。

　要するに,私たちのからだは,何種類かの遺伝子の発現やタンパク質の後処理機構を調整し,空間的・時間的にナノファイバー形成プロセスの制御を行いつつ,必要に応じて最も合理的な性状でコラーゲン繊維を製造し,正常な生体機能を果たしていることになる。逆に,このメーカー体制の乱れは病気として現れる。肝硬変は肝臓にこのような繊維(Ⅰ型コラーゲン)が病的に多くなって硬くなった状態をいい,ケロイドなどもやけどやけがの治癒過程のミスにより,異常に過剰なⅠ型コラーゲン形成が行われるためである。昔,船乗りなどが野菜(ビ

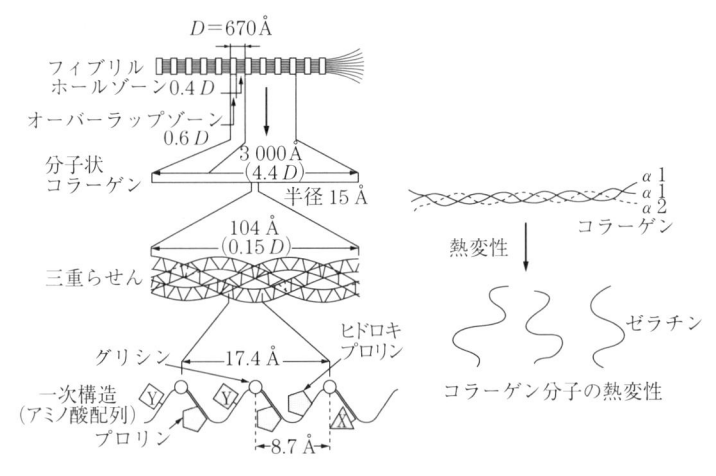

3.5 バイオマテリアルの生体内劣化・分解反応

図1 インテリジェントファイバーとしてのコラーゲンの階層構造とその熱変性

（図中ラベル）
- フィブリル $D=670Å$
- ホールゾーン $0.4D$
- オーバーラップゾーン $0.6D$
- 分子状コラーゲン $3000Å$（$4.4D$）
- 半径 $15Å$
- $104Å$（$0.15D$）
- 三重らせん
- グリシン $17.4Å$
- ヒドロキシプロリン
- 一次構造（アミノ酸配列）
- プロリン $8.7Å$
- $\alpha 1, \alpha 1, \alpha 2$ コラーゲン
- 熱変性 → ゼラチン
- コラーゲン分子の熱変性

（吹き出し）体内最大の量を誇るタンパク質はコラーゲンで，アキレス腱，じん帯の最強のファイバーの原料だ！　多くの細胞の足場（ベッド）として支えてくれる母なる大地でもある。各種の硬化症・繊維症はそのバランスの乱れによる病気だ！

タミンC）不足のために罹患した，歯ぐきからの出血などを伴う壊血病は，正常なコラーゲン分子の繊維形成に不可欠な水酸化反応がビタミンC欠乏のために進行しないことによる組織の土台の強度欠陥が起こるためである。つまり，コラーゲン繊維メーカーとしての私たちのからだが，混乱・不調に陥ることもある。健康なからだを維持するかぎり，繊維メーカーとしての私たちのからだは，合理的に素晴らしい構造材料をつくっていることがよくわかる。

さて，近年，狂牛病（BSE）の流行により，ウシ由来のものについての利用条件が厳しくなっているものの，酵素処理により抗原性を弱めたウシやブタ由来のコラーゲンは，その豊富さにより埋込み可能な医用材料（インプラント材）としてよく利用されてきた。この場合，私たちのからだ自体がほかの動物のつくってくれた繊維材料のユーザーとなっているわけである。

動物のからだの中にはコラーゲンに対する分解酵素（コラゲナーゼ）があるから，徐々に分解されていく。分子状のコラーゲンを上手に加工して，ファイバーに再構築したり，化学（架橋）処理などして，手術糸にしても，体内で徐々に分解されていく。埋め込んだ後，どれくらいで抗張力を失い崩壊するのか，ある程

度は正確な予測が可能となっている（3.5.3項参照）。吸収性の縫合糸を天然コラーゲン（羊の腸などに由来）でつくるとか，あるいはそれを模倣して構造の最も簡単なポリエステルであるグリコール酸単独のポリマーや，乳酸とグリコール酸のコポリマーにして，しなやかさも調節しながら適切な物性の糸をつくると，抜糸をする必要のない吸収性縫合糸をつくることができる。

　コラーゲン繊維を油水界面張力を利用して多孔質ビーズ状にすることができる。さらに，いずれも最近では再生医療や組織工学（5章参照）の分野で細胞の足場（スキャフォールド）として利用されている。しんの部分だけは架橋デキストランなどのもう少し取扱いが容易でかつ安い素材で調製し，その表面にコラーゲンをコートし，直径 150 〜 300 μm ぐらいの粒子（ビーズ）とすることもできる。いずれのビーズについてもその表面に細胞をまき，ゆるやかに攪拌しながら細胞を接着させ，さらに増殖させることもできる。ビーズを浮遊させながら各種細胞を培養する方法はミクロキャリヤ法と呼ばれる。これらの高密度培養システムを利用して，バイオリアクターとすることができる。コンパクトな容積で接着依存型の細胞の大量培養を可能にした革新的バイオテクノロジーである。インターフェロンの大量生産を行ったり，これを人工臓器として利用するアプローチが活発化している。またコラーゲン繊維からなる三次元ゲル内での肝細胞培養システムを開発し，バイオ人工肝臓やバイオリアクターなどにも利用する例もある(図2)。

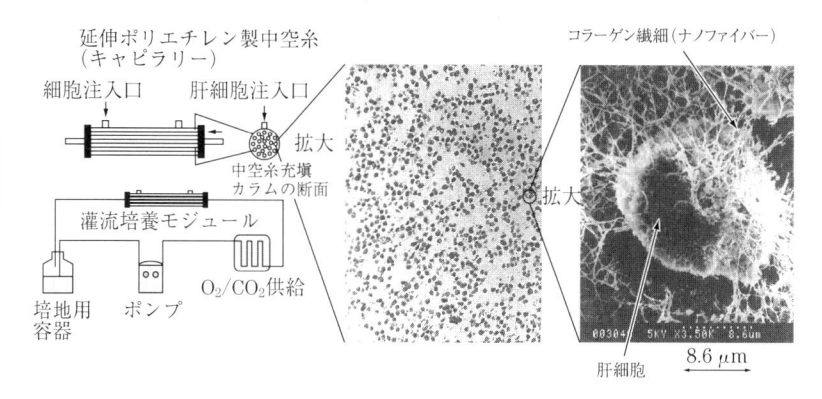

図2　コラーゲン繊維の三次元ゲル内で培養する（肝）細胞とバイオ人工肝臓への応用

や共重合組成によってよく制御されている特長が出ていて興味深い。

体内埋入（植）型の医用材料はいまや多面的応用がなされている。吸収性縫合糸や単なる補強や形状維持の用途から始まり，最近では各種の医薬やサイトカイン・遺伝子やアンチセンスDNA，siRNA類の徐放用担体，さらには再生医療のための細胞移植用マトリックス（スキャフォールド）まで，さまざまな医療分野で大活躍しそうである。物性と安全性のよく制御された生体内分解性材料の開発と高性能化を求める期待は大きい。前立腺がんなどに著効を示す薬剤のポリ乳酸による高度な徐放コントロールに成功したDDSシステムなどのように1000億円を超える大型商品となっている例もある。

今後はポリ乳酸，ポリグリコール酸等々のポリエステル系高分子を筆頭にポリアミド，ポリサッカライド，ポリエステルカーボネート，ポリエステルアミド等々，さまざまな化学構造を有する生体内分解性高分子が生み出されていくものと予想される。

21世紀はバイオマテリアルとしてだけではなく，自動車などあらゆる分野でポリ乳酸など，環境にやさしい材料が大活躍する時代になるだろうという予測がなされている。

〔2〕 **酸素の関与する化学的劣化反応**

生体内におけるあらゆるタンパク質は，通常合成と分解という正逆二つの化学反応の動的平衡状態に置かれている。例えば，ヒト成人では1日20〜25gの血漿タンパク質が合成され，そして分解されている。タンパク質の寿命（半減期）は，表3.4に示すようにその種類により大きく異なること，それが各タンパク質のプロテアーゼ（タンパク質分解酵素）に対する立体化学的な感受性の違いに基づくものであることなどが明らかにされている。しかしながら，合成機構とは対照的に，その分解機構の詳細については十分にはわかっていない。

過去数十年，生体内で酵素分解性のバイオマテリアルとして使用されてきた材料としては，コラーゲン，ゼラチン，フィブリン，カットガット（羊の腸由来，主成分はコラーゲン/ゼラチン）など，タンパク質（系）材料，あるいは

表 3.4 ヒトにおける各種血漿タンパク質の寿命〔川崎敏祐,山科郁男:糖タンパク質の構造と機能 I,化学の領域増刊,118 号,p.97(1978)〕

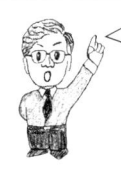

タンパク質	分子量	血中濃度 〔mg/100 ml〕	半減期 〔日〕
アルブミン	68 000	4 200	19 (17〜23)
IgG 免疫グロブリン	156 000	1 200	18 (15〜26)
フィブリノーゲン	341 000	200〜600	4.0〜5.5
リポプロテイン(VLDL)	$5〜10\times10^6$	20〜400	0.25〜0.5
リポプロテイン(LDL)	$2.1〜2.6\times10^6$	200〜400	2〜4
リポプロテイン(HDL)	200 000	125〜425	3〜5

各種血液タンパク質の運命はさまざまであり,生体内埋入をめざすバイオマテリアル設計にヒントを与えている!

そのモデル化合物としてのポリアミノ酸がある。生体内分解型インプラントとして要求される性質である成形性,適切な初期強度,強度低下速度の制御,完全吸収性,材料本体と分解物の無害性,滅菌性をすべて満足することもあって,コラーゲンは形成外科領域やドラッグデリバリーをはじめとしたさまざまな医療の領域において使用されてきた。体内におけるコラーゲンの分解酵素としては,リソソーム(lysosome)酵素とコラゲナーゼ〔マトリックスメタロプロテアーゼ(MMP)類〕との2系統の酵素が知られているが,その分解劣化機構の詳細については必ずしも十分わかっていない。本来は細胞内消化酵素として機能するはずのリソソーム酵素もコラゲナーゼも,コラーゲン分解の盛んな結合組織のマクロファージなどによって細胞外に放出され,生体内埋入されたコラーゲン材料などの初期分解に関与するものと推定されている。

Yannas らによりメカノケミカルな評価方法で,コラーゲン系の酵素分解反応における酵素濃度,pH の変化,インヒビター添加およびコラーゲン材料のひずみ,変性,架橋等々の物理的,化学的処理の役割が解析されたことがある。それによれば,コラーゲン分解速度は,コラゲナーゼ濃度に比例して増加すること,中性(pH 7〜8)領域で最も増加すること,EDTA 添加により分解反応がほとんどストップし,Ca^{2+} 再添加により,ほぼ完全に回復すること

などが明らかにされている．さらに，あらかじめコラーゲン側に引張りひずみを与えておくと，ひずみ4％付近で分解反応が抑えられること，あらかじめコラーゲンを熱変形させておくと分解反応が顕著に促進されることが見出されている．さらには，コラーゲンに対するホルムアルデヒド，グルタルアルデヒドなどのアルデヒド処理条件を変え，架橋密度を変化させることによって，分解速度をコントロールすることも可能であることが指摘された．架橋密度を変化させたコラーゲンの *in vivo* 劣化挙動（モルモットの皮下に10日間埋植後の重量減少）は，この *in vitro* の酵素分解の結果と非常によく対応することも確かめられ，*in vivo* 実験を簡単にシミュレートする上で本方法の優れていることが明らかとなっている．

一方，タンパク質などの生体由来の材料から合成ポリアミノ酸などの合成材料に拡張して，その酵素分解性の制御を目指すことも，ドラッグ（遺伝子）デリバリーや再生医療への応用を目指すバイオマテリアルの分子設計を試みる上で大変重要な課題である．

4 人工臓器用生体機能材料設計の基礎

4.1 各種人工臓器のバイオミメティックス—臓器機能

　理想的な医用工学機器，特に人工臓器の開発を目指して医学と理工学の共同研究が活発化しているが，現状では，人工材料だけで高度な生体機能性，生体適合性を自由自在に実現することはかなり困難である。そこで，生体自体の構造と機能に学んで分子設計，材料設計をしようという，いわゆる，バイオミメティック（生体模倣）のサイエンスやテクノロジーが生まれ，活発な研究が展開されるようになった。

　このアプローチは二つに大別される。一方はあくまでも人工材料のみによる生体模倣を目指すことであり，他方は細胞そのものを材料上に積極的に培養，増殖させたり，あるいは酵素，抗体，ホルモンなどの生理活性分子を材料に結合，固定して，機能の高級な部分をこれら生体成分に頼ろうとする，ハイブリッド化というアプローチである。前者の試みは，チャレンジングで大きな夢がある半面，人工ヘモグロビンなどのごく少数のモデル（酵素，細胞膜など）を除き，期待に応えるものはいまだ存在せず，実現するには今後かなりの年月を要することが予想される。そこで，実用化による治療への貢献を少しでもスピードアップするという目的から，後者のハイブリッド化のアプローチに対する期待が高まりつつある。とりわけ，高度な代謝，内分泌機能を持つ肝臓，内分泌器官，免疫系臓器などの設計において，ハイブリッド化の考えは不可欠であ

4.1 各種人工臓器のバイオミメティックス―臓器機能　79

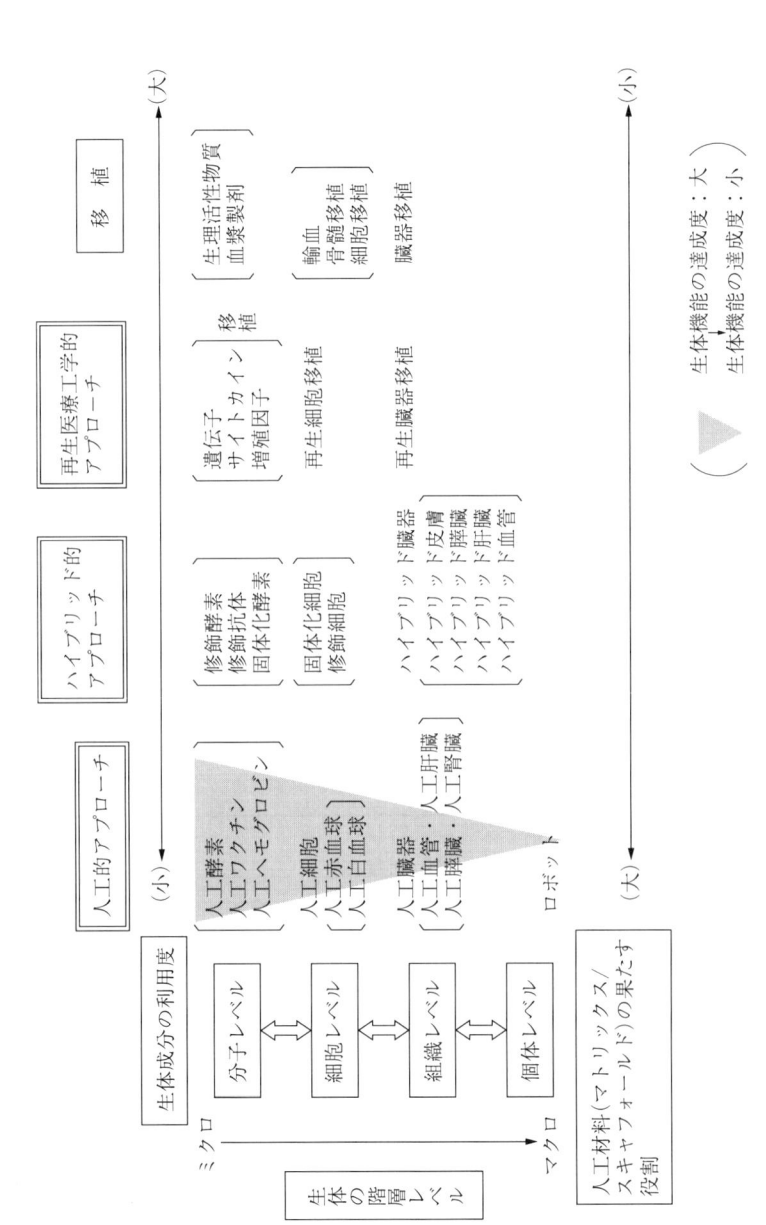

図 4.1 生体機能の実現をめざす各種アプローチ（人工的デバイス・ハイブリッドデバイス・再生医療工学・移植）と生体成分・人工材料の役割

るとさえ考えられている。**図4.1**に生体機能実現へのアプローチの現状について，その模倣度や生体成分の利用度，人工材料の果たす役割を整理して示した。

分子レベル・細胞レベル・臓器レベルと生体の階層性の高度化に応じて生体機能の達成度は低くならざるを得ない。人工的アプローチ・ハイブリッド的アプローチ・再生医工学的アプローチへと，より現実的なアプローチにシフトするに伴い生体成分そのものの利用度は高まっていき，逆に人工材料のマトリックス/スキャフォールドの果たす相対的役割はやや低下していく傾向にある。しかしながら，再生医工学的アプローチでさえキャスティングボートを握っているものは材料（バイオマテリアル）であるといわれている。

さて，人工的デバイスの頂点に立つともいわれる人工臓器の研究における生体機能追求の現状は，どのようなものであろうか。例えば，人工腎臓ともいわれている人工透析装置は，腎臓糸球体の血管膜の持つ透過機能を，再生セルロース膜やポリスルフォン膜などによって，人工的に模倣しようとしたものである。しかし，その機能は孔経の制御によりサイズの小さい分子を通過させ，大きい分子を拒絶するだけのものにすぎない。人工肝臓ともいわれる肝臓機能補助装置も，現状では，動物最大の代謝工場の持つ豊富な機能のうちのたった一

コーヒーブレイク4.1

バイオミメティックス（生体模倣工学）とは

生体機能としては，分子のレベルでは酵素・ヘモグロビン・各種レセプター・レクチンなどのタンパク質や複合糖質，DNAなどが果たしている機能が挙げられる。さらに，細胞レベル，組織・臓器レベル，個体レベル（ホメオスタシスなど）の機能など，階層的に整理することができる。これら「生体機能」がどのような分子構造やその階層的集合構造によって生み出されているかを明らかにし，それを超える分子設計・材料設計にチャレンジしようという考え方がバイオミメティックス（biomimetics：生体模倣工学）である。

最近では，バイオインスパイアド工学（生体システムをヒントにした工学）という表現も使われつつある。したがって，バイオミメティックスというテクノロジーコンセプトとして見た場合，理屈上は生体システムを分子のレベルにとどまらず，細胞のレベル，さらには臓器・個体レベルまで人工的に再構築してしまお

うという欲張ったアプローチまである。分子のレベルだと現在，酵素モデルを筆頭にバイオミメティックスはそれなりに進んでおり，かなり精度の高い生体機能が実現している。

　細胞は生きている生体分子集合体システムで，臓器・組織はさらにそれが複雑に組み合わさったものだ。それ故，それらの機能を人工物だけで置き換えることが難しいことは十分予想できるだろう。むしろ中身にこだわらず，本質的な機能だけを大胆に模倣してしまったもののほうが，シミュレーションが簡単なせいもあって成功する確率が高い。空を飛ぶ鳥を見て，まったく違った飛行原理で飛ぶ飛行機をつくったように，心臓はポンプだと規定して異なる作動メカニズムの人工心臓をつくってしまった例もあるのである。一方では，分子のレベルで精巧きわまりない生体側の構造と機能を模倣しようとしてもなかなか日の目を見なかったという歴史もある。

　生体の機能を人工物で模倣し，置き換えるということとまったく正反対のアプローチ，すなわち，生体成分そのものを分子レベルで移植（血漿交換など）したり，細胞レベル（輸血・骨髄移植など）や臓器レベルで移植するという作業が医療の現場で行われている（図4.1参照）。しかし，ニーズ（患者数）に十分応えるだけの量や数の確保が困難であり，拒絶反応の抑制も必ずしも十分な状況ではない。これに対抗しうる長所である大量生産ができるとか，保存が容易であるとかという良さが人工物にはある。そこでそれぞれの中間，つまり天然そのものの機能面での良さと人工物の良さをうまく組み合わせたアプローチが，ハイブリッド的なバイオミメティックスである。

　例えば，分子レベルでポリエチレングリコール（PEG）などの水溶性合成高分子と酵素や抗体を共有結合することによって，拒絶反応が抑制されたり，安定性が高まるとかの違った良さが出てくることがある。近年，C型肝炎や肝硬変に効く薬として利用されているインターフェロン（αまたはβ）がPEG化されることにより，さらに有効性を高めているケースはその良い例である。一方，細胞レベルでは上手に各種機能性細胞を人工材料に固定することによって，細胞が安定に維持され，性能の良い人工臓器に近付いている例もある。

　しかしながら，ハイブリッド人工臓器と一言でいっても，厳密にいうと真に人工の臓器・組織だといえるほどにレベルの高いものはまだあまり現れていない。事実上，固定化細胞という細胞レベルのハイブリッド技術にとどまっている。最近では少し再構成の技術が良くなってきて，人工皮膚の場合のように何種類かの細胞を組み合わせることによって，どうにか細胞社会らしい三次元組織の集合状態が実現しているという状況にある。

つの解毒機能を，活性炭による吸着方式で代行しているにすぎない。また，人工血液として，かつて開発されたフッ素系オイル（パーフロロカーボン）のエマルションは，赤血球内のヘモグロビンの持つ酸素運搬機能を模倣しようとしたものである。しかし，単に酸素分圧に比例して酸素を物理的に溶解させるフッ素系オイルを乳化するだけのものであった。近年，臨床的応用に近付いているリポソーマルヘムも本物のヘモグロビン機能を模倣して生まれたものの，本物のようにＳ字型の酸素親和性を示すものとはなり得ていない現状にある。

　図4.1にも示したように，人工的な生体機能の模倣技術を分子レベルから細胞レベル，組織レベル，個体レベルに向けてより高度なレベルに向けて努力はなされているが，現実には高次レベルの模倣に近付くほどその模倣度（機能の達成度ともいえる）は小さいものとならざるを得ない。そこで，より高性能の人工臓器，バイオマテリアルの開発を追求するに際して，生体における機能の担い手である細胞やタンパク質そのものを人工材料上に結合・固定して，課せられた機能の高級な部分を，やむを得ず生体成分そのものに頼ろうとするハイブリッド化のアプローチが試みられるようになったわけである。

4.1.1　人　工　腎　臓

　腎臓は，主として全身の細胞内代謝の結果，生じた老廃物としての窒素化合物（尿素，クレアチニン，尿酸等々）や毒性化学物質，薬物などを肝細胞が解毒処理して生み出した親水性誘導体を体外へ排出する機能を有している。しかしながら，慢性糸球体腎炎の持続や，糖尿病の合併症としての糸球体血管硬化等々により腎機能を喪失し，いわゆる人工腎臓による透析治療を継続的に受けなければ生きていくことができない状態になる。500万人以上ともいわれるわが国の糖尿病患者の一部が，毎年，この人工腎臓の適用患者になっていくこともあって，2004年にはわが国だけでおよそ23万人が人工腎臓（**図4.2**）に依存した生活を送っている。このうち95％がいわゆる人工透析法や限外ろ過療法を受け，残り5％が腹膜透析療法を受けている。

　図4.3（ａ）に示すように一つ一つの糸球体はパラレル（並列）に出ている

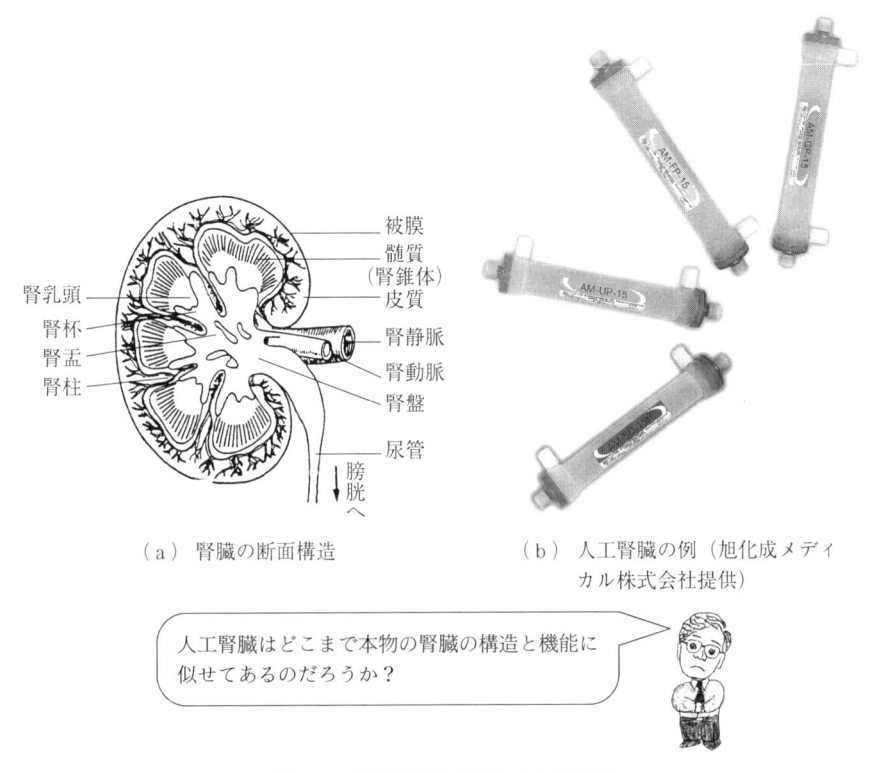

4.1 各種人工臓器のバイオミメティックス―臓器機能

（a）腎臓の断面構造

（b）人工腎臓の例（旭化成メディカル株式会社提供）

人工腎臓はどこまで本物の腎臓の構造と機能に似せてあるのだろうか？

図4.2 腎臓機能を代行する人工腎臓

特殊な毛細血管の集合体で成り立っており，低分子の老廃物は大量の水と一緒にここでろ過され，ロート状のボーマン嚢で受け止められ，原尿として尿細管に流れていく。糸球体の数は左右一対の腎臓で通常200万個も存在しており，全ろ過面積 $4m^2$ に及ぶと推定されている。1日で通常 $200 l$ にもなるといわれる大量の原尿は，毛細血管によって再び取り巻かれた尿細管部に流入後，水と一緒に再吸収操作を受け，尿として1日普通 $1〜2 l$ が体外へ排出される。その過程で良い物（栄養物やホルモン，イオンなど）は吸収され，老廃物（尿素，クレアチニン，解毒代謝物など）だけがそのまま残り尿として排出されていく。この糸球体の部分だけを高分子でできた透析用中空糸（一部に限外ろ過用中空糸もある）で大胆に模倣したのが現在の人工腎臓である〔図4.3（b）〕。

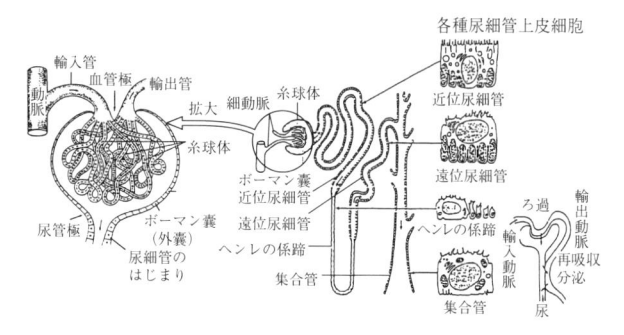

4. 人工臓器用生体機能材料設計の基礎

(a) ネフロンの構造と尿の形成過程

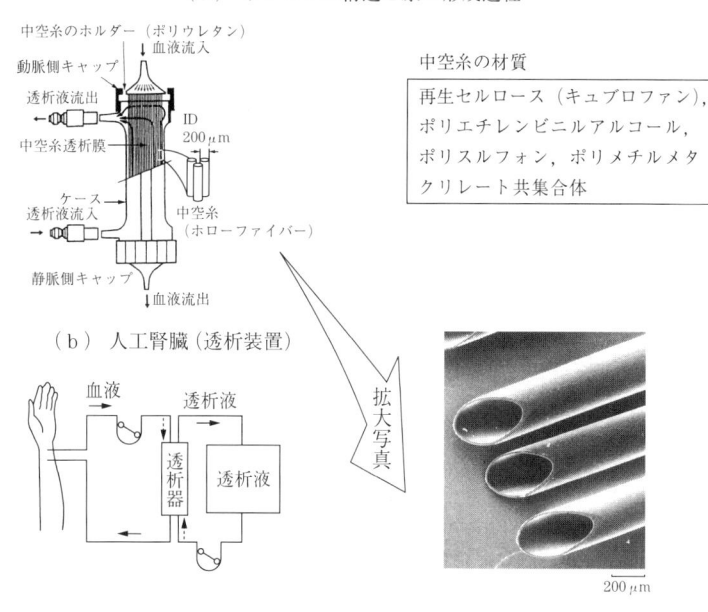

(b) 人工腎臓(透析装置)

中空糸の材質

再生セルロース（キュプロファン），ポリエチレンビニルアルコール，ポリスルフォン，ポリメチルメタクリレート共集合体

(c) 人工腎臓（透析装置）による治療システム

(d) 人工腎臓用中空糸（ホローファイバー）の走査型電子顕微鏡による観察写真

わが国だけで23万人（世界全体で約100万人余）が救命されている。しかし，中空糸膜の透析あるいは限外ろ過機能だけでは，老廃物の分子認識性は不十分で，患者のQOL向上のための性能のレベルアップが期待されている（図3.2参照）。

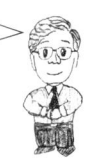

図4.3 腎臓の構造と機能に学ぶ各種の中空糸（ホローファイバー型）人工腎臓の設計

4.1 各種人工臓器のバイオミメティックス—臓器機能

透析能力があったり，限外ろ過能力がある内径約 $100\,\mu m$ の中空糸（ホローファイバー，図 4.3（d）に走査型電子顕微鏡による観察写真を示す）をつくってその内側に血液を通すわけである。膜の素材としては，再生セルロース（キュプロファン，アセチルセルロースなど），ポリメチルメタクリレート，ポリビニルアルコールエチレン共重合体などが使用されてきたが，最近では，ポリスルフォン膜という各種物性面に優れた膜素材の人工腎臓が増加しつつある。しかし，これらいずれの膜素材も血液適合性（抗血栓性）は程度の差こそあれ，あまり良くないので実際の治療時に抗凝固剤（ヘパリン），抗血小板剤（プロスタサイクリン）などの薬で血栓の形成をくい止めながら，なんとか使っているような状況にある。

以上で述べたようにわが国だけでも現在23万人もの患者の命綱となっている人工腎臓ではあるが，性能的にはまだまだ不十分なものである。QOL（生活の質）の向上を求めて，より快適な人工腎臓の開発を期待する患者の声は大きい。20年近く使っていると，いろいろなトラブルが生じてくる。最大の未解決問題は人工膜自体にはもともと尿細管部分の再吸収機能が備わっていないことである。この問題点を解決し，生体適合性（補体反応の活性化などを抑えることが重要）・血液適合性をレベルアップするためには細胞を利用したハイブリッド人工腎臓設計などへの発想転換が期待されよう。現在，尿細管上皮細胞の中空糸膜上での培養がチャレンジされている。図4.3（a）に示したような各種に分化した細胞を，良い材料（基底膜モデル）上でいかに本来の透過性能（極性）を回復させて培養できるかの技術確立が，最大の課題と考えられている。

さて，もう少しポーラス（多孔質）な中空糸膜でつくると，低分子物質だけでなく，タンパク成分も抜けていく。自己免疫疾患などではある種の血漿タンパク質（複合体）だけが悪い成分となるので，血液中のタンパク質（血漿）をいったん全部抜き去り，健康人の血液から提供された良い血漿に置き換えるというようなことをする（プラズマフェレシス）。血漿成分をろ過して分離した後，抗原や免疫複合体などの悪いタンパク質だけを吸着剤やある種の細胞を培

養したモジュールで除去し、良いものはすべて元に戻すというアプローチもある。このように中空糸繊維は、血液浄化の治療システムの重要な一翼を担っている。中空糸膜の孔径や性状を分子設計技術やナノテクノロジーに基づきコントロールすることによって、溶質分子の透過性を制御し、さまざまな治療用デバイスに応用されているのである。

　腹膜透析は、腸などの内臓を包む生体膜である腹膜の発達した毛細血管をそのまま生かして、老廃物の分離除去を行うものである。人工透析とは異なり、人工膜素材を用いず、血液浄化を行うことになる。1日数回自宅で腹腔に透析液のようなものを入れ、数時間後腹膜を抜けて透析液側に抜け出てきた老廃物を液ごと交換し、捨てるというものである。図 4.4 にほかの人工腎臓システム（透析型とろ過型）と比較してその原理の概略を示している。まったく原理の異なる方法であるが、週 3 回病院で血管せん刺を受けて 1 回ごとに 5 時間も拘束される人工透析に比べると、負担が少なく QOL が改善されるとして徐々に適用患者の数が増えつつある。

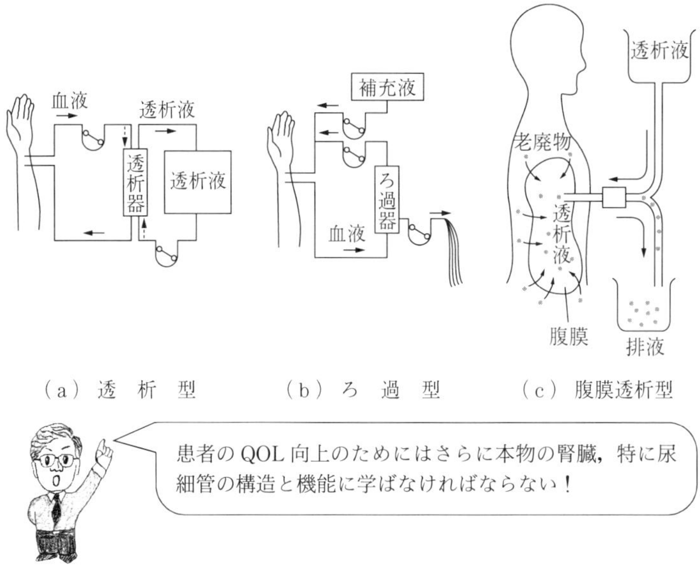

(a) 透 析 型　　(b) ろ 過 型　　(c) 腹膜透析型

患者の QOL 向上のためにはさらに本物の腎臓、特に尿細管の構造と機能に学ばなければならない！

図 4.4　各種人工腎臓システムの比較

4.1.2 人　工　肺

　人工腎臓は，高分子材料でできた中空糸膜を介して，液体である血液側から別種の液体である透析液（一種の生理的食塩水）へ，低分子量の水溶性物質（老廃物）を移動，分離させるものである．人工肺の場合は膜を介して液体（血液）と気体（空気または酸素）の間で気体分子（酸素と炭酸ガス）の移動現象が起こるのであり，これを仲介する膜材の設計が必要となる．シリコン（ポリジメチルシロキサン）膜や多孔質ポリプロピレンやポリスルフォン中空糸などが用いられている．わが国の企業（テルモ株式会社）が開発した中空糸膜型人工肺は，開発当初は多孔質ポリプロピレン膜（最近では一部にポリスルフォン膜）を使っており，国際的にも市場占有率の高い装置である．研究レベルでは，ミクロ相分離する各種ブロック型高分子膜などを筆頭に，つぎつぎに新しい高性能膜へのチャレンジがなされている．

　図 4.5 に示すように，肺胞を取り巻く毛細血管の表面は，非常に薄い血管内皮細胞の層で覆われている．抗血栓性などの血液適合性と血液側における各種生理活性物質の分泌機能をこの血管内皮細胞層が担っている．さらにその背後には，プロテオグリカンやラミニン，IV型コラーゲンのような糖タンパク質などからなる基底膜（I）があり，その反対側には肺胞のほうの上皮細胞とその足場となっている別種の基底膜（II）がある．このように典型的な 4 層構造の薄膜になっていて，その 4 層からなる薄膜を血液中の赤血球が運んできた炭酸ガスが通過し，肺胞側に吸入・運搬されてきた酸素と交換される．したがって，この細胞/基底膜（I），基底膜（II）/細胞のサンドイッチ構造の物性を模倣すれば，良い酸素交換膜ができる．前述のジメチルシロキサン膜や多孔質のポリプロピレン膜およびポリスルフォン膜は，良好な気体透過性能故に，人工肺用に応用されたわけであるが，血液適合性や分泌機能についてはこれらの人工材料は元来ほとんど備えていない．したがって，長期体外循環型，さらには体内埋込み型の人工肺の開発では，さらに血液適合性の高い膜を使った人工肺か細胞を利用するハイブリッド人工肺が期待される．最近，国立循環器病センター研究所のチームがヘパリン固定型の抗血栓性の高い気体透過膜を組み込

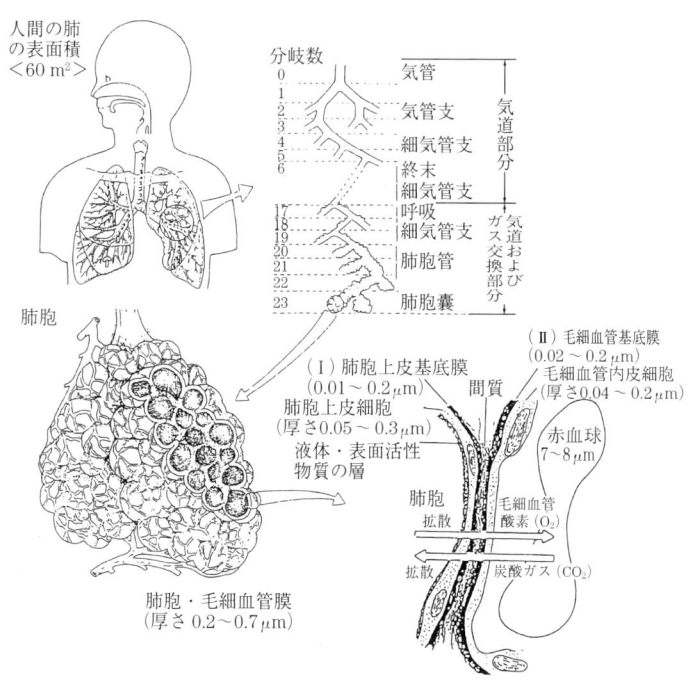

4. 人工臓器用生体機能材料設計の基礎

(a) 肺および肺胞の構造

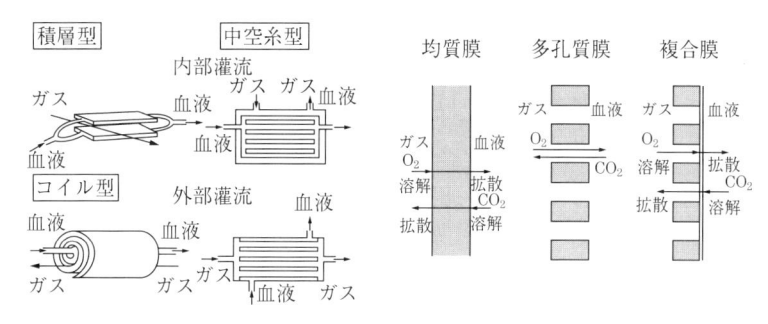

(b) 肺および肺胞の構造に学ぶ人工肺のデザイン

(c) 種々の気体透過膜のガス交換機能

人工肺も代表的なバイオミメティックスの例である。さらに気体透過膜の血液適合性の向上が望まれている。

図 4.5 人 工 肺

4.1.3 人 工 心 臓

　270種類，60兆個の分化した細胞集団を有するヒトなど，高等動物のホメオスタシス（恒常性）を維持するために，心臓はその最も重要な血液駆動ポンプの役割をするものである。多量の血球（約45％）や血漿タンパク質を含有する粘度の高い液体（血液）5 l を1分間にほぼ体のすみずみまで1周させる仕事を一生涯休むことなく行うスーパー臓器である。心筋細胞において，多量のミトコンドリアに支えられた好気的代謝（有酸素代謝）で生産されるATPが，このスーパーポンプのエネルギー源である。心臓表面全面に一層だけカバーされる内皮細胞が，凝固しやすい血液の活性化を阻止してくれることも，その任務遂行上不可欠の重要な機能である。したがって，人工心臓に要求される材料性能は何億回収縮しても疲労することがほとんどないほどの高い丈夫さをあわせ持つゴム弾性的性質と，抗血栓性である。もし設計・開発の出発点でこれら心臓というきわめて特殊なスーパー生体組織の構造と機能を忠実に真似ようとしていたならば，おそらくこの臓器の人工化はいつまでも成功しなかったであろうといわれている。

　心臓はとどのつまり，血液を送り出すポンプだから，伸縮可能ならどんな材料と駆動システムでもよいはずだと大胆に考え，空気や電気で駆動するようなゴムのサックやダイアフラムからなる人工心臓が生み出された。つまり，生体の構造や機能の忠実なる模倣・再現を目指したのではなく，きわめて大胆にシミュレーションして臨床への実用化に成功した人工臓器の開発例なのである。人工心臓用ゴムとしては，これまで耐久性と血液適合性（抗血栓性）に富む種々のセグメント化ポリウレタンが開発されている。図4.6にそれらの実例を示す。

　既存のゴム素材である天然ゴム，合成ゴム，シリコンゴムを利用した時代を経て，スパンデックス（商品名）のような，かなり構造の異なるゴム素材（セグメント化ポリウレタン）へ発想転換して生み出されたものである。その後は

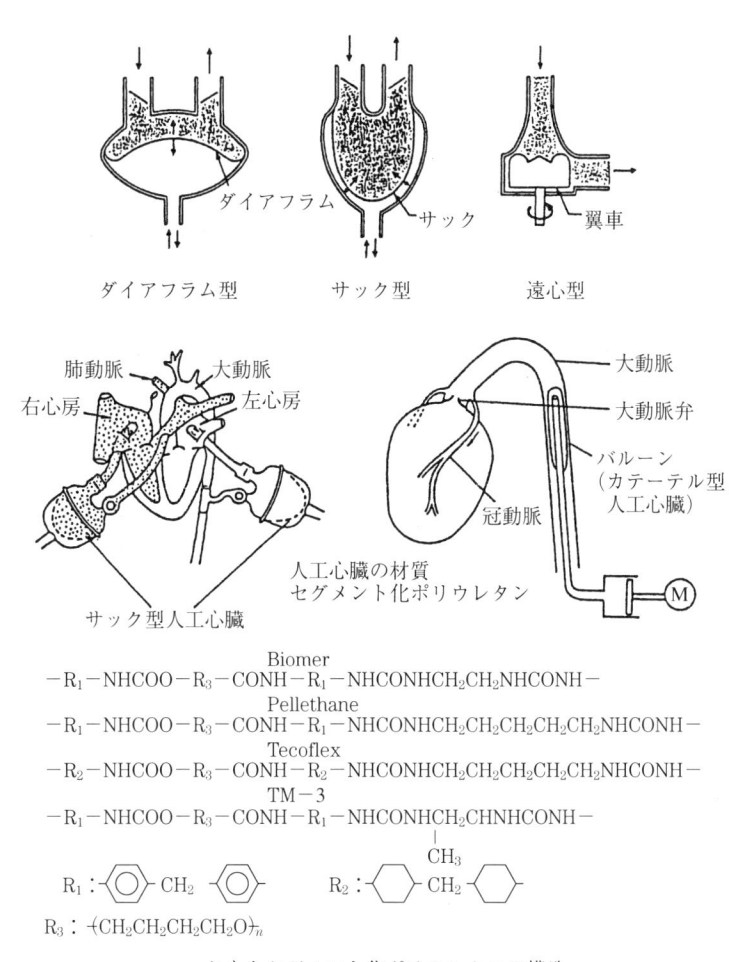

ダイアフラム型　　サック型　　遠心型

サック型人工心臓　　人工心臓の材質
　　　　　　　　　セグメント化ポリウレタン

Biomer
$-R_1-NHCOO-R_3-CONH-R_1-NHCONHCH_2CH_2NHCONH-$
Pellethane
$-R_1-NHCOO-R_3-CONH-R_1-NHCONHCH_2CH_2CH_2CH_2NHCONH-$
Tecoflex
$-R_2-NHCOO-R_3-CONH-R_2-NHCONHCH_2CH_2CH_2CH_2NHCONH-$
TM-3
$-R_1-NHCOO-R_3-CONH-R_1-NHCONHCH_2CHNHCONH-$
$\qquad\qquad\qquad\qquad\qquad\qquad\qquad\qquad\qquad\quad |$
$\qquad\qquad\qquad\qquad\qquad\qquad\qquad\qquad\qquad CH_3$

$R_1 : -\bigcirc-CH_2-\bigcirc-\quad R_2 : -\bigcirc-CH_2-\bigcirc-$

$R_3 : -(CH_2CH_2CH_2CH_2O)_n-$

おもなセグメント化ポリウレタンの構造

> わが国のセグメント化ポリウレタンの開発力により，機械的強度と抗血栓性は大幅に向上したが，いまだ完璧なバイオマテリアルは登場していない。駆動システムの小型化・埋入化にもまだまだ課題が多い。

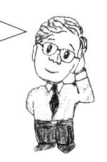

図 4.6　心臓の血液ポンプ機能を助ける人工（補助）心臓と素材となるセグメント化ポリウレタンの分子構造

そのセグメント化ポリウレタンゴムをベースにしながら機械的強度，ゴム弾性，耐久性を伸ばし，そして血小板や凝固因子の活性化を抑えられるよう少しずつ分子構造を改良してきた結果，図 4.6 に示すような構造に代表されるセグメント化ポリウレタンゴム材料が開発されたのである。わが国でも東洋紡（国立循環器病センター研究所）や日本ゼオン（東京大学）が長期間に及ぶ医工学連携を成功させて，独自のセグメント化ポリウレタンからなる人工（補助）心臓を開発し，応急的な心機能補助や心臓移植までのつなぎ（ブリッジユース）として臨床的に使用している。

しかしながら，トータルシステムとしての人工心臓は長い歴史を有するアメリカがつぎつぎと使い勝手の良いものを開発している。最近では体内埋込み型，さらには，チューブやリード線を有さず，エネルギー補給の効く完全埋込み型のものまでが開発されている。

4.1.4 人 工 血 管

前述したように，ヒトなどの高等動物において心臓（血液ポンプ）・血管（血液パイプライン）と血液からなる循環システムの果たす役割はきわめて大きい。いずれも，その機能の喪失は死に直結するので，その機能を代替する人工臓器開発への期待感はきわめて大きい。

図 4.7（b）に示すような人工血管開発に向けての努力は古くから続けられてきたが，現在のところ，直径 5 mm 以上の動脈用人工血管のみが布に編んだポリエステル（ポリエチレンテレフタレート，いわゆる PET）か，延伸テフロン（ポリ四フッ化エチレン，いわゆるゴーアテックス）でつくられ，実用化されている。しかしながら，心筋梗塞，脳卒中（出血・梗塞とも）等々で期待される臨床用小口径動脈用人工血管はいまだ登場していない。流れの緩やかな静脈にいたっては大口径のものですら未開発である。実用化の最大の障害は，人工血管用材質の血液適合性（抗血栓性）の悪さである（3.3 節を参照）。

例えば，最も一般的に臨床利用されているポリエステル繊維で編まれた布製人工血管を考えてみよう。この織物血管からの血液の漏れを防ぐために通常，

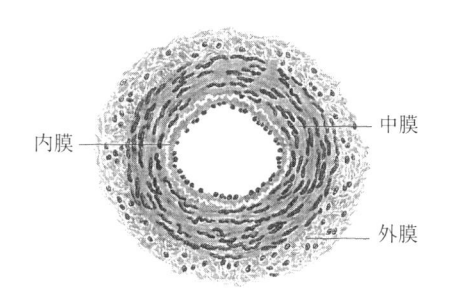

92　　4. 人工臓器用生体機能材料設計の基礎

(a-1) 小動脈（ヒト，横断）の組織切片図
（ヘマトキシリン-エオジン染色）

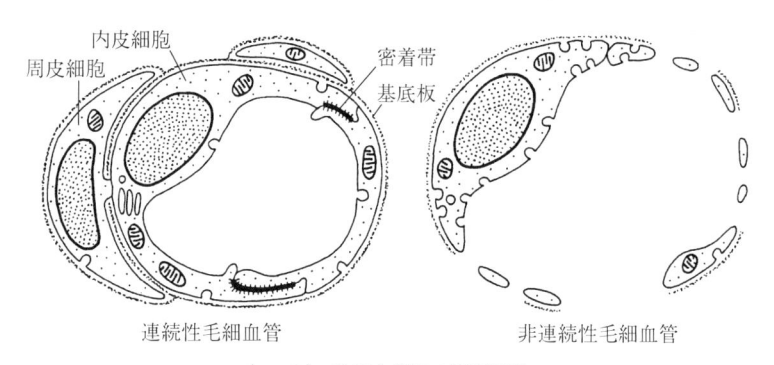

連続性毛細血管　　　　　非連続性毛細血管

(a-2) 毛細血管壁の断面構造

(a) 血管壁の構造

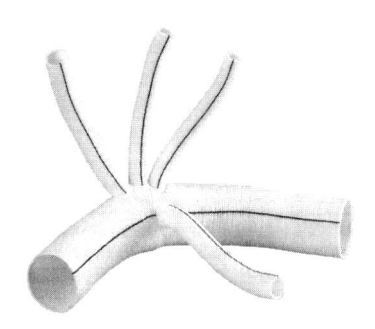

(b) 人工血管

図 4.7　血管壁の構造と人工血管

埋込み（ふん合）前に自己血液による前凝固処理（プレクロッティング）を行い，目詰まりさせる。ここではポリエステル自体の血液適合性があまり高くなく，血液が固まりやすい性質が活用されているのである。ふん合後は3.3節で述べたように長期間かけて，布製人工血管の内表面は両サイドの内膜すなわち自己血管とほぼ同様の内皮細胞が侵入・増殖し，やがてこれに覆われ血液適合性を獲得していく。埋込み直後の血栓膜がしだいに自己内皮化していくこのプロセス（治癒過程）をバランスよく促進することが，人工血管の生体適合化が成功するキーポイントである。例えば，初期血栓膜の異常な成長（最後は塞栓に至り，致命的となる）を抑制するために，患者の血液凝固能と血小板機能をつねに適切な状態に維持するための投薬がなされる。自己組織化を促進していく上で，大動脈特有の流れの速さも人工血管移植の成否を決定する重要な要因となっている。大動脈用人工血管の場合はこのバランスの制御が通常うまく行われるが，口径が小さい動脈や流れの緩やかな大静脈ではすぐ血栓が大きくなって，塞栓に至り，人工血管移植は失敗することになる。こういう理由で小口径用人工血管では，設計原理を根本的に変え，むしろ，ふん合後初期から一切血栓や血液凝固を生じさせない，いわゆる抗血栓性（血液適合性）の高い材料開発に力点が置かれている。

現在，抗血栓性が高く，弾力性の高いゴム材料であるセグメント化ポリウレタンの設計を中心に，小口径人工血管開発への努力が必死に追求されているが，開発の流れは血管壁細胞を利用するハイブリッド人工血管に移りつつあるといえよう。

4.1.5 人工血液（人工赤血球）

ヒトのからだを構成する60兆個の細胞のうち，約25兆個は酸素の運搬体が赤血球である。赤血球は全長9万km，6 300 m^2にわたって張り巡らされた毛細血管ネットワークを駆け巡り，生命活動に必要なATPを高効率に発生させるために必須の酸素を肺から全身に送り届け，その逆に老廃物としてのCO_2を末梢組織から肺に戻す役割をしている。交通事故，大手術に伴う大出血に際

し，輸血をしてまで補わなければならない最重点の課題は，赤血球の酸素機能を補うことである。

さて，輸血事業はいま大きな問題を抱えている。一つは献血で支えられている血液の絶対量が，移植臓器の場合と同様，大きく不足していることである。もう一つは，善意の献血も時折，肝炎ウイルスやエイズ（AIDS）ウイルスに汚染されていることである。検出に時間のずれがある抗体法でのウイルス検査から，PCR法などの遺伝子（ウイルスDNA）の直接検査法に移りつつあり，状況は改善されているものの，完璧を期しがたく未知ウイルスの汚染も懸念される。

このような背景から，量的にも質的にも問題の少ない人工血液（赤血球）の開発への期待は大きい。

さて，赤血球は元来，比較的単機能の細胞で，いわば細胞膜カプセルの中に酸素の運搬体であるヘモグロビンが詰まったようなものである。

リポソームを筆頭に人工細胞膜の設計・開発は先行して行われており，残すはヘモグロビン機能のバイオミメティックスの達成であった。ヘモグロビンは鉄イオン（還元状態，Fe^{2+}）とポリフィリンという配位子との間でできたヘムという錯体がグロビンというタンパク質の疎水領域に封じ込められた構造を有している。正確には，少し一次構造（アミノ酸配列）の異なるグロビンα鎖2本とβ鎖2本がそれぞれ1個ずつヘム鉄を内在し，図4.8（a）に示すようなヘテロ四量体としてヘモグロビン分子1個をつくっている。図（b）に示すように酸素分圧（酸素の濃度）に応じてヘモグロビン分子への酸素の吸着（配位結合）はS字（シグモイド）状に変化する。血液循環と肺呼吸機能がうまくマッチしているときはS字の直線部分を使って酸素の吸脱着を可逆的に行う。肺で酸素を100％結合した赤血球（ヘモグロビン）は低酸素分圧，すなわち酸素の消費状態にある末梢組織で酸素分圧に比例した形で酸素を脱着させる。ヘモグロビン分子のスマートさは呼吸-循環系機能のマッチングが極端に悪化した（つまり呼吸不全などに陥った）ときにS字曲線の立ち上がり部分に示される特性を生かし，酸素を高効率に脱着して末梢組織の酸素不足による壊死を

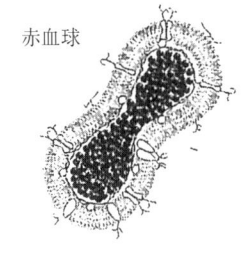

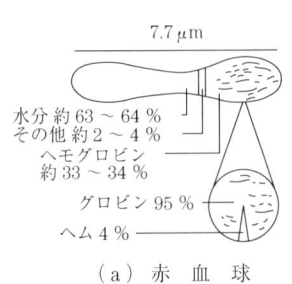

4.1 各種人工臓器のバイオミメティックス—臓器機能

(a) 赤血球

(b) ヘモグロビン分子の立体構造と活性中心

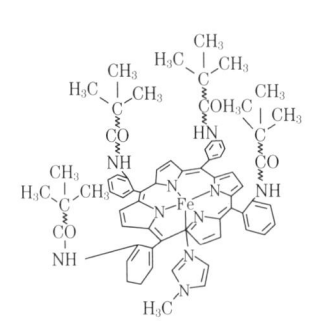

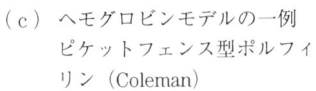

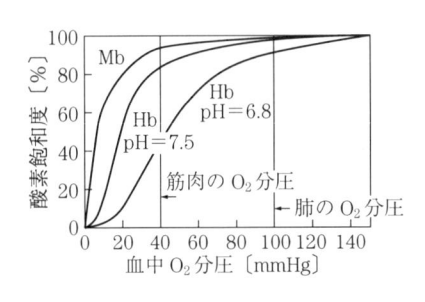

ヘム（Fe^{2+}のポリフィリン錯体）

水分 約63〜64%
その他 約2〜4%
ヘモグロビン 約33〜34%
グロビン 95%
ヘム 4%

(c) ヘモグロビンモデルの一例 ピケットフェンス型ポルフィリン（Coleman）

(d) ヘモグロビン・ミオグロビンの血中酸素（O_2）分圧-酸素飽和度曲線

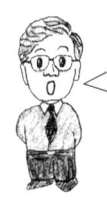

私たちの体で最大数(25兆個)を誇る赤血球は酸素の可逆的吸脱着能力を有するヘモグロビンタンパク質のつまったマイクロカプセルである。血中酸素分圧に応じた酸素の吸脱着はヘモグロビンの中心部分にあるヘム錯体とそれを取り囲むグロビンタンパク質の連携プレーで行われる。このインテリジェントあふれた分子のモデル化には多くの化学者を魅了させチャレンジさせた歴史がある！

図4.8 赤 血 球

4. 人工臓器用生体機能材料設計の基礎

救うシステムを有していることである。

酸素のキャリヤー分子は数多く設計開発されてきたが，このヘモグロビン分子のような酸素分子に高い親和性を有し，かつ酸素分圧に対しS字状の吸脱着特性を示し，そして安全な（多量に血液中に注入しても毒性のない）分子の設計はほとんど成功しなかった。フロロカーボン乳化液（エマルション）のように酸素分圧に比例して酸素の高い溶解性を示すものもかつて開発されたが，人工赤血球（ヘモグロビン）としての条件を満たしきれず，かつ，完璧な毒性問題の克服もならず，開発競争から脱落していったという経緯がある。

このようなわけで最も実用化が近い生体機能模倣工学（バイオミメティックス）の実例として注目されていた人工ヘモグロビンを利用した人工赤血球の開発のハードルは予想以上に高かった。結局，図4.9に示すように実用化を目指

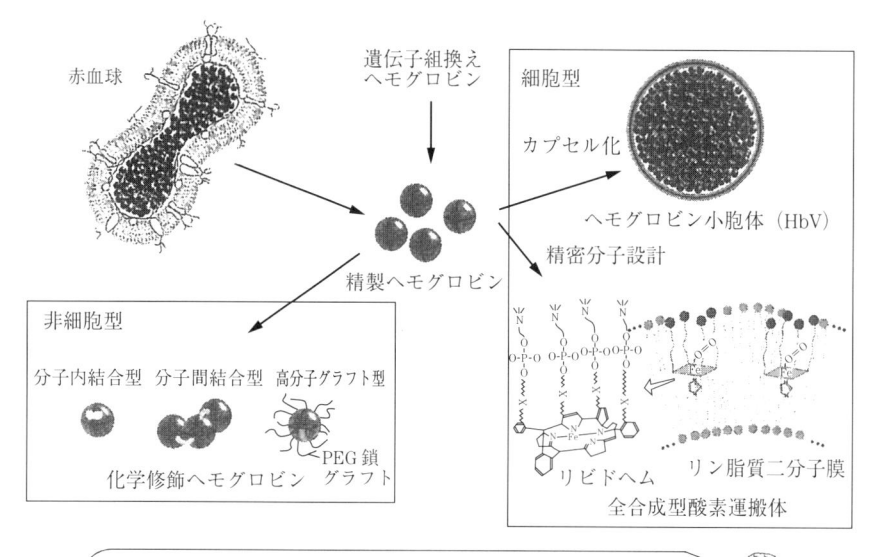

高度にモデル化したヘモグロビンのマイクロカプセル化が勝つか？ きわめて賢い天然ヘモグロビンそのものを利用したり，化学修飾してマイクロカプセル化するアプローチが勝つか？ 巨大な輸血市場を目指して競争は激烈だ！

図4.9 臨床を目指す人工赤血球開発の例

すグループのほとんどが，古くなった赤血球から抽出されたヒトヘモグロビンをマイクロカプセル化するという簡略化した"人工細胞"開発に転回していった。ともあれ，ヘモグロビン封入人工赤血球は，人工血液として不足する輸血を代替する手段として，いま臨床応用に非常に近いところにまできている。

その研究の歴史において豊田忠之，堀　原一らによる世界に先駆的な人工赤血球概念の提唱から始まり，Coleman（コールマン，米国）らのピケットフェンス型ポルフィリン〔図4.8（c）〕と競争した土田英俊のグループによる人工ヘム錯体，アルブミン化ヘムあるいはヒトヘモグロビン封入型ナノカプセル開発等々，わが国は人工赤血球の基礎研究面では世界のリーダー国の一つとして役割を果たしてきた。

高度に精製されたヒトヘモグロビンを脂質2分子でナノカプセル化（直径250 nm）した人工赤血球は，溶液物性も血液とあまり変わらず血中で長期保存性（2年）もよい。これは臨床応用に近付いている。

各種疎水性薬物のキャリヤとしても機能しているアルブミン分子は1分子当りヘム誘導体を8個包接できる。このアルブミン-ヘム錯体溶液は，アルブミン本来の主機能である血液浸透圧調節作用に加えて酸素運搬機能もあわせ持つことが判明し，安全性も高い人工ヘモグロビンとしての臨床応用が期待されている。現在，臨床を目指す活発な研究例を図4.9に紹介する。

4.1.6　皮膚（粘膜）

一見，単純な組織と思われている皮膚は，最外層から順に表皮，真皮，皮下組織，筋肉へと連続的に連なっており，そこに汗腺，皮脂腺，毛囊，血管，リンパ管などの皮膚付属器官のパイプラインが組み合わされている。図4.10に示すようにかなり複雑な構造をしており，じつは重要な高機能の臓器組織である。生体は，分子・細胞・組織・器官・個体という具合に，高度に秩序立った階層性を持つトータルシステムとして多種多様な生化学および物理的機能を遂行している。その維持のために，体温，pH，浸透圧，各種物質濃度などの体内循環をつねに一定の変動範囲にとどめようとする。いわゆるホメオスタシス

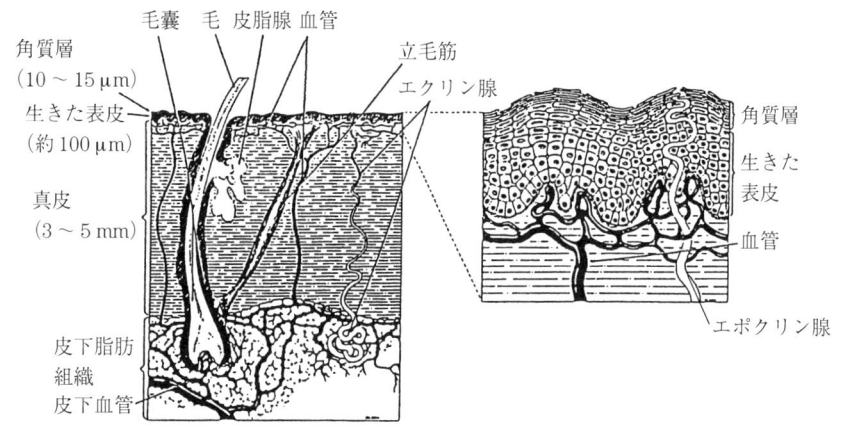

図4.10 皮膚の主要な構造（表皮，真皮，皮下組織，皮膚付属器官）

（恒常性）を保持している。

皮膚は個体の最外層にあって，このホメオスタシスを保つために以下の役割を担っている。

(1) 外部からの異物の侵入，刺激から自らを守る
(2) 液体，水分を保持する
(3) 発汗作用を通じて体温調節を行う
(4) 知覚作用
(5) 各種分泌機能
(6) 呼吸作用

などがこれらの機能の中で重要なものである。それ故，やけど・熱傷などで体表面積の50％以上の皮膚が損傷すると致命的にすらなる。このような場合には，もはやガーゼや布のようなもので覆うだけでは，これらの皮膚機能をサポートすることができない。乾燥した豚皮を処理してそのまま創傷部に押しあてることも行われているが，皮膚の構造を少しでも真似た創傷カバー材が必要となる。カニの甲羅由来のキチン/キトザン系材料やコラーゲン，絹フィブロイン等々の天然高分子素材やポリアミノ酸などの合成高分子が選ばれ，その成形・加工法を工夫してより高い皮膚機能模倣材料として加工されている。また

4.1 各種人工臓器のバイオミメティックス―臓器機能

それらの一部は抗菌剤と組み合わされて市販されているものもある。

人工皮膚開発史の初期において Yannas らは、牛コラーゲンとサメのコンドロイチン-6-硫酸の混合物を凍結乾燥し、これをグルタルアルデヒドで処理し、孔径 $50\pm20\,\mu m$、空隙率 $96\pm2\%$ のシート状スポンジを作製した。さらに、外面に水分蒸発の調節、体液流出の阻止を目的としたシリコン薄膜をラミネートした材料を開発した。

このようなマトリックス材料を皮膚欠損部に移植すると、図 4.11 に示すように、周辺部より表皮細胞、真皮繊維芽細胞、血管内皮細胞が侵入しやすく、やがてシリコン膜の脱落とともに皮膚組織が完成したという。彼らはこのマトリックスに対し、あらかじめ患者の表皮基底細胞を植えつけておくと皮膚組織の構築はさらに早まったと報告している。ここにおいても、皮膚の細胞にとって、コラーゲンを主成分とする生体適合性の高い材料の開発ということが、キーポイントとなった。

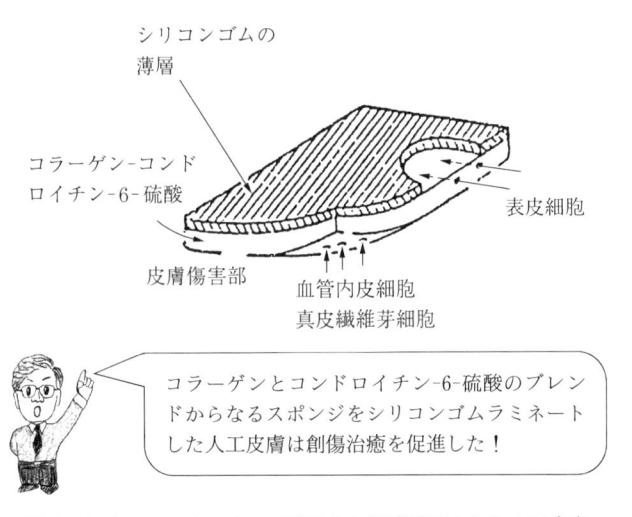

図 4.11 Yannas らによって開発され臨床応用された人工皮膚

人工皮膚の開発としては、天然由来の素材も含め細胞をあらかじめ組み込むことをせず、人工材料システムによる置換を目指すアプローチのほか、4.2 節で述べるハイブリッド材料による置換が、活発に行われている。

4.1.7 その他（人工関節，人工靱帯，眼内レンズ）

〔1〕人　工　関　節

ヒトや高等動物の特色の一つである運動能力の高さを維持する上で，骨格系，筋肉系とその仲介役である関節，靱帯，腱などの果たす役割は大きい。ここでは，複雑な関節系といわれている膝関節を例として，人工関節用バイオマテリアル設計について簡単に触れよう。

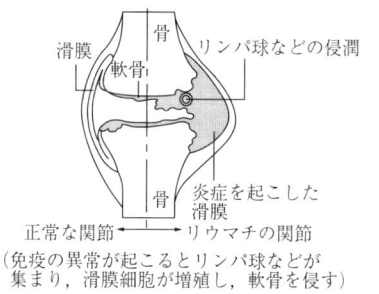

膝や股関節〔図 4.12（a）〕がリウマチなどの病気やけがなどにより破壊され修復不能となった患者に対しては，一般的には図（b）で示すような人工関節システムに置き換える手術が行われる。すなわち，三つの主要コンポーネン

（a）膝関節の構造と病変（リウマチ）

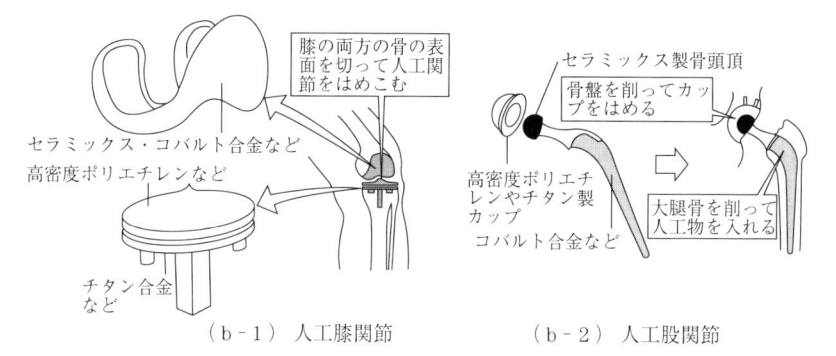

（b-1）人工膝関節　　　　（b-2）人工股関節

（b）人工関節（膝と股）

重篤な関節疾患や損傷した膝関節や股関節には金属・セラミックス・高分子の各種材料が適材適所に組み合わされた人工関節が埋め込まれる！

図 4.12　膝・股の関節の人工臓器化

トの一つである大腿骨部分は，曲率を持ち，半球に近い形状で，金属またはセラミックス材料でつくられる。膝蓋骨と頸骨上部は普通，超高分子量（300〜600万）ポリエチレンが耐摩耗性の良さを買われて利用される。頸骨下部は，チタン系合金がよく用いられる。材質やデザインの改良により，動きがスムーズで元の関節に近い動きまでできるタイプも開発されている。

〔2〕人工靱帯

激しいスポーツの選手はよく（前十字）靱帯を損傷する。患者自身の膝蓋の腱，または死体組織を採取し，代用的に用いて移植し，自己の新しい靱帯再生を待つのがオーソドックスな治療法である。生体組織に頼らず，人工材料を再生補助に用いることもある。ポリエステル製やポリプロピレン製の繊維でできたリボン状の紐や吸収性（生体分解性）のポリ乳酸繊維の紐などが臨床応用されているが，十分ではなく，靱革細胞（繊維芽細胞の一種）をコラーゲン膜などに埋め込んだハイブリッド型人工靱帯開発へのチャレンジがなされている。

〔3〕眼内レンズ

高齢化に伴ない，ヒトの各臓器・組織も老化が進む。眼のレンズも老化に伴なう白濁化が進み，光の透過効率がしだいに落ち，視力障害が進んでいく。これは白内障と呼ばれ，老人にはよくある病気である。日常活動に差しつかえが生じるようであると，水晶体のゲルを抜き取り，そこにプラスチックで形づくった人工レンズを埋め込む。これが（人工）眼内レンズ（IOL）である。通常，ポリメチルメタクリレート（PMMA）の透明な樹脂が使われ，位置の固定にはポリプロピレン（PP）製のフィラメントを使う。もともとの水晶体と異なり，自動焦点合せのできない，いわゆる簡易型カメラ用レンズのようなものであるが，眼鏡の装着と併用することにより，毎年，何万人もの老人に光ある生活を補償している。

4.2 バイオ人工臓器（ハイブリッド人工臓器）

4.2.1 なぜバイオ人工臓器が必要か

100％人工物のみからなる人工臓器と，100％天然の生体分子・細胞の組合

せになる移植臓器のいわば中間に位置するものとして，ハイブリッド人工臓器（バイオ人工臓器）がある。人工臓器は工業規格に基づく大量生産性，品質安定性などの利点がある一方，生体機能性，生体適合性などの点で本物の臓器にはかなわない決定的な欠点を有している。本物の臓器はその反対で，性能面で圧倒的な優位性を誇れる一方，大量生産性，安定性の面ではまことに不安である。わが国では提供者（ドナー）数はきわめて少ないし，移植後も拒絶反応などに対する細心の注意が必要である。そこで，人工物の有利さと天然物の有利さを組み合わせて（ハイブリッド化して），より良い物をつくろうというアイデアが生まれてくるのである。

つまり，バイオ人工臓器とは，いまだ人知の及ぶところでない造化の妙ともいうべき生きた細胞を，上手に飼い馴らし，人工材料の優れた点と組み合わせて，人工臓器をつくり上げようとするものである。ハイブリッド（混血/混合型の意味）人工臓器の名前の由来はここにある。臓器は脳，肝臓，腎臓などを見るまでもなく細胞が高度に階層組織化して構造形成したものであり，その再構成技術をベースにバイオ人工臓器をつくる学際的アプローチは組織工学（tissue engineering）とも呼ばれ，1990年ごろからその研究は，ブームに近い活性化状況にある。5章で述べる再生医療は再生・再構成臓器により少しでも臓器移植をカバーしようというものであり，バイオ人工臓器，組織工学と同列に扱い得るアプローチである。

ハイブリッド人工臓器を実現する上での重要な課題は，まず臓器構成細胞の分離・精製・培養，あるいは，さらなる改質などの細胞操作（プロセッシング）に関わる工学的操作技術を確立することにあり，つぎにどのような装置モジュールやマトリックス材料（スキャフォールド/細胞の足場）を設計して構成細胞の生存性を維持し，システム全体の高性能性を維持するかを追求することにあるといえる。

本節では，100％人工材料の発想では到底実現しない臓器をいくつか選び，バイオ人工臓器の設計の現状と課題を紹介しながら，基本的な方法論について述べていきたいと思う。

4.2.2 バイオ人工臓器各論
〔1〕 バイオ（ハイブリッド）人工皮膚

　皮膚は体表全面を覆う最大の臓器といってもよく，4.1.6項でも述べたように個体のホメオスタシス（恒常性）を守り，維持するためのわれわれのからだのいわば国境防衛ラインである．それ故，その損耗も激しく，皮膚最外層を担う表皮は約4週間で基底細胞から角化細胞までの分化，そして剥離というプロセスを繰り返している（図4.10参照）．全身熱傷や巨大色素母斑，刺青などの切除手術時等々の大面積の損傷に際しては，すでに4.1節で述べた人工皮膚あるいは皮膚移植のみではカバーしきれないことが多い．このような場合に期待されるアプローチが皮膚細胞を大量に増殖させてつくるバイオ（ハイブリッド）人工皮膚である．皮膚は二次元平面状の臓器・組織ながら，細胞レベルでは，厚さ方向にも厳密な階層構造を有しており，前記したように基底層を介して表皮組織と真皮組織に仕切られている．1975年にRheinwaldとGreenのグループ（米国）が世界で最初に実用型バイオ表皮の開発に成功した．彼らは，マウス間葉組織由来の繊維芽細胞，3T3細胞を支持細胞層（フィーダー細胞層）として，増殖性に富む表皮細胞のシート状培養法を確立したのである．これらは他人への同種移植やドナー自身への自家移植に使われて，普及していった．いまでは，わが国も含めて，世界中の大病院で実用されているバイオ（ハイブリッド）人工皮膚の典型例になっている．

　一方，真皮は結合組織に分類されるように間質（細胞外マトリックスなど）の多い組織である．コラーゲンのゲルやスポンジなどに細胞主成分である繊維芽細胞を播種・培養することにより調製することができる．バイオ（ハイブリッド）真皮単独で臨床的に使用されることも多いが，より皮膚再生のレベルアップを目的として前述のバイオ（ハイブリッド）表皮と重ねて同種あるいは自家移植に利用されている．Bellら（米国）は1979年に培養液で膨潤させたコラーゲンゲル内に繊維芽細胞を播種して培養し，その上で表皮細胞を培養するというバイオ皮膚を開発している．

　図4.13に一連のバイオ（ハイブリッド）人工皮膚の設計をまとめて紹介す

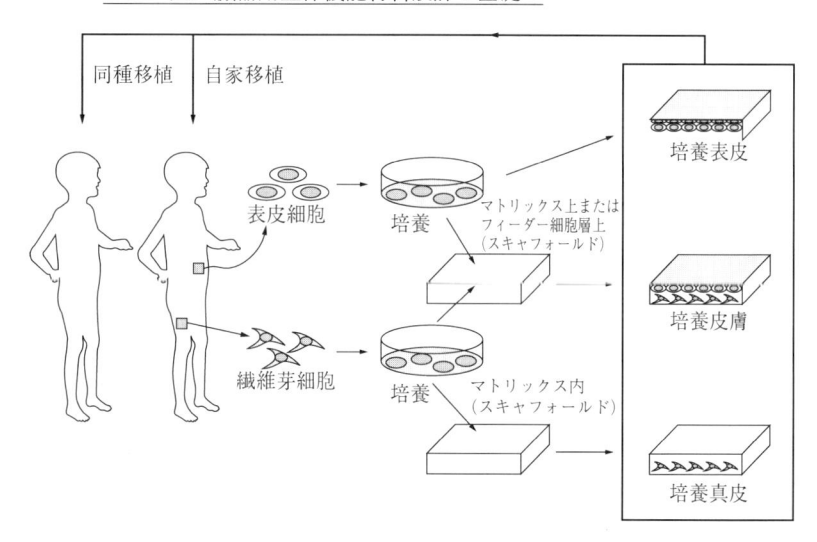

図 4.13 バイオ（ハイブリッド）人工皮膚の設計（黒柳能光）

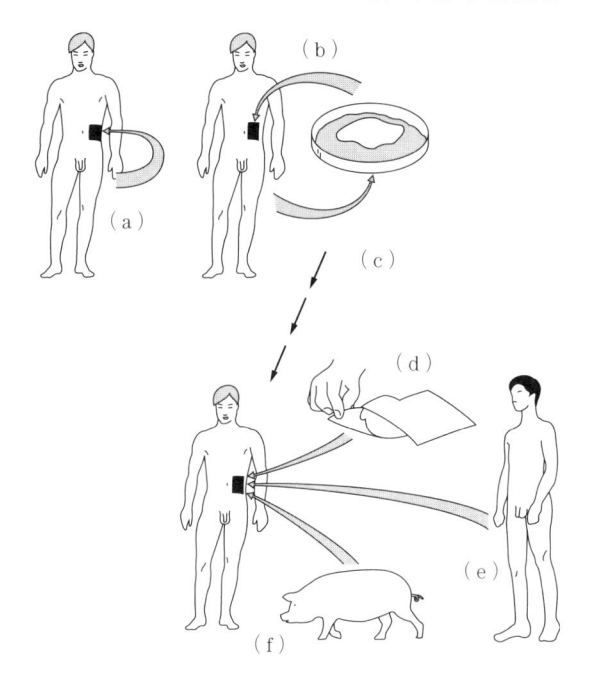

（a）自家植皮 （b）自家培養皮膚 （c）同種培養皮膚
（d）創傷被覆材 （e）同種植皮 （f）異種植皮

図 4.14 皮膚欠損創の治療（黒柳能光）

る。わが国では各地の大学病院を中心に，アメリカ型またはその改良型の方式に基づいて，ハイブリッド皮膚の開発と臨床応用が活発化している。**図 4.14** は，本節で紹介した創傷被覆材から皮膚移植（植皮），さらには，バイオ人工皮膚（培養皮膚）に連なる皮膚欠損創の治療のアプローチをまとめたものである。

〔2〕 バイオ（ハイブリッド）人工血管

すでに 4.1.4 項で触れたように，ポリエステル繊維でつくられた布製チューブや多孔質の延伸テフロン（ゴアテックスなど）チューブなどが 5 mm 以上の大動脈用として大動脈瘤などの患者用に使われている。さらに最近では人工透析（人工腎臓）を受けている患者の動静脈シャント用の人工血管としても多用されている。

これらの人工表面の上は埋入後初期血栓で覆われ，やがて隣接の生体血管組織由来の内膜・中膜・外膜，あるいは毛細血管の浸潤により創傷治癒の過程と同じように安定化していく。しかしながら人工血管部分が長い場合は，このような自己血管組織化（血管の治癒ともいう）はなかなかうまくいかない。このようなことも背景にあって，埋め込む前から人工血管に血管壁細胞を播種し，ある程度生体外〔例えば，インキュベーター（培養器）の中で〕での培養を進行させてから移植するほうがうまくいくのではないかという考えが生まれ，ハイブリッド人工血管（バイオ血管）のアプローチが実行に移された。

最初には初期血栓膜の主成分であるフィブリンゲルや，各種細胞のゆりかご（ベッド）か畑（土壌）ともいうべきコラーゲンゲルを布製人工血管にコートして，血管壁の最上層に位置する血管内皮細胞を播種し，培養した後に埋め込まれた。多くの研究者が努力したが，形成された内皮層（内膜）が不安定で，すぐ剥離してしまうなどのトラブルを経験した。つまり，内皮細胞は直下の基底層（基底膜）にアンカリング（投錨）しており，生体内でのこの層の形成と安定化にはその下に分布する中膜層が深く関与しているのである。

このようなわけで，布製チューブなど多孔性チューブ等々の土台の上にコートされたコラーゲンゲル内で平滑筋細胞を培養し，まず中膜細胞層（主として平滑筋細胞）を形成させ，その後，血管内皮細胞を播種するアイデアが実行に

移された。松田武久らの研究によれば,内皮層のみからなるバイオ(ハイブリッド)人工血管に比べ,このタイプの血管は飛躍的に性能が向上するという。さらに,外膜の主成分である繊維芽細胞も含めて播種した後,細胞移動により(内・中・外)3層住み分けが起こる階層構造のバイオ人工血管(モデルⅢ)も設計開発されているが,作製の労力と血管としてパフォーマンスをあわせて考慮すると(内・中膜),2層構造でもよいと提案されている(図4.15)。

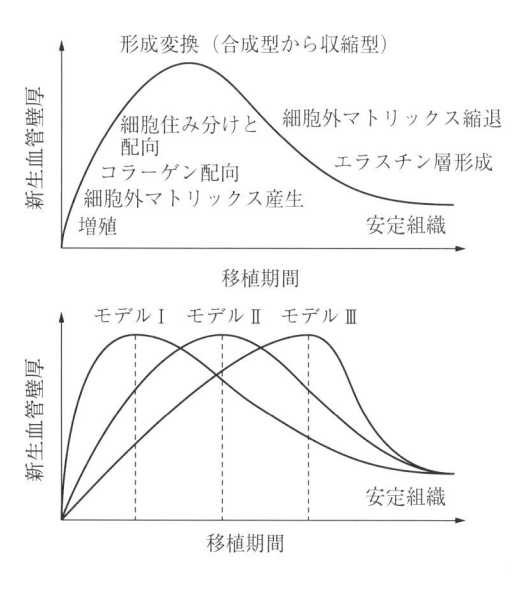

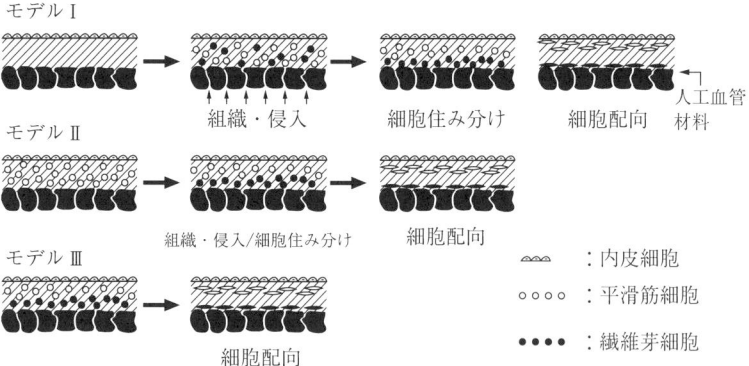

図4.15 3種類の階層化ハイブリッド人工血管の細胞レベルの構築過程と新生血管壁と細胞外マトリックスレベルの形成過程(松田武久)

4.2 バイオ人工臓器（ハイブリッド人工臓器）

以上のように，バイオ（ハイブリッド）人工血管づくりのコンセプトは，前述のバイオ人工皮膚の設計と方法論的にはよく似ており，生体組織の解剖学的な階層構造を"The simpler, the better"の思想の下にミミック（模倣）し，再現することに尽きる。構成細胞の違いと平面状（皮膚）か管状（チューブ状，血管）かの形状の違い，そして物性（コンプライアンスなど）の違いが実際のものづくりの際，考慮されるべきだけであるといってもいいすぎではないだろう。粘膜（平面），尿管（尿道）・食道・気管（チューブ）・腱・靱帯（繊維束棒）等々のバイオ（ハイブリッド）人工臓器化等々にもこの設計理論は，当てはまるといえる。

〔3〕 バイオ人工膵臓

コーヒーブレイク 4.2 で述べるように私たちの生命活動は，通常は口から摂取され，小腸などの消化器から吸収されたブドウ糖（デンプン），アミノ酸（タンパク質），脂肪酸（脂肪）などの食物・栄養成分によって支えられていることはいうまでもない。さらにそれらが，細胞内代謝活動を受けることによって ATP（アデノシン三リン酸）に効率よく変換され，それがあたかもドル通貨のように合成・運動・輸送など，細胞の行うほとんどの活用に使われているのである。その一連のシステムの根幹をなす出発物質ともいうべきブドウ糖の血中濃度（血糖）は，膵臓のランゲルハンス島（ラ島）[†]の β 細胞から分泌されるインスリンと，α 細胞から分泌されるグルカゴンによって下げられたり，上げられたりして調節されている（コーヒーブレイク 4.2 の図 2 参照）。

病態としては，食物摂取により血糖値が急に高まる現象の繰返しが特に問題となるので，血糖値に応じたインスリンの分泌システムがあれば，インスリン生産システムが破壊されている I 型糖尿病の症状や合併症（腎不全や眼底出血などの末梢血管の動脈硬化症）は相当に改善される。機械的な血糖値センサーと，インスリン注入ポンプを組み合わせた人工膵臓も開発されつつあるが，血液や組織液由来の物質の沈着によるセンサー特性の劣化，機械的デバイス全体

[†] α 細胞（グルカゴン分泌）と β 細胞（インスリン分泌）を主細胞とする島状の内分泌腺組織のこと。

の微小化による埋込みの困難性など，いろいろ問題点も多く，β細胞やラ島細胞をゲルの中やモジュール中に組み込んだハイブリッド（バイオ）人工膵臓への期待が大きく研究も活発化している。

親水性ナノ（ミクロ）ファイバーからなるハイドロゲルの中に細胞を組み込んで，抗体分子やリンパ球細胞などからの免疫反応から防御してやると，ブタなどの異種細胞からなるハイブリッド人工膵臓でも埋め込むことができる（図4.16）。つまり，自分のランゲルハンス島（ラ島）細胞ではなく，種の異なる動物からとったラ島細胞しか使えないような場合においても，体内に埋込み後の拒絶反応を抑えることができる。

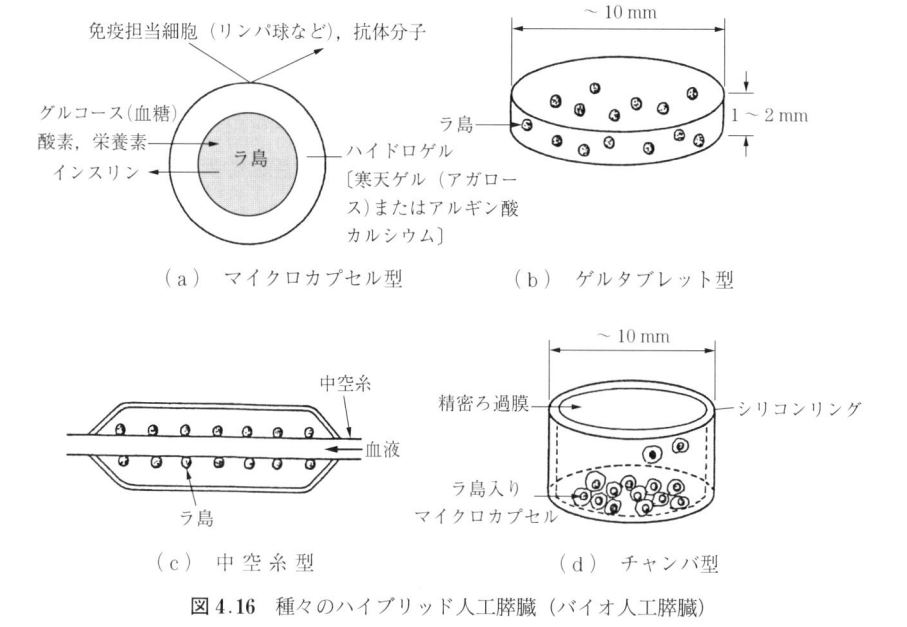

図 4.16　種々のハイブリッド人工膵臓（バイオ人工膵臓）

ちなみに，ブタのインスリンは，タンパク質としての構造類似性により，それまでもヒト糖尿病の治療用に注射されてきており，アレルギーを起こす糖尿病患者は少ないとされている。このような方法で内部に分泌されたインスリンなど，さまざまな低分子物質はその外の生体組織へ向けて通過させるが，不都

合な拒絶反応などにかかわる高分子量の抗体分子やさらにサイズの大きい生きた免疫細胞（リンパ球など）がゲル内に封じ込めた細胞を攻撃するようなことは阻止できる。

　こうして異種動物の細胞でありながら，数十日から数百日ものオーダーで生かしたまま使うということが実際に可能となる。大河原久子と著者らは，例えばアガロース（寒天）と呼ばれる高分子のゲルをベースとし，この中にさらに一般的な細胞にとってよいマトリックス（足場）となるコラーゲンや膵 β 細胞を活性化し得るマルトース結合型糖鎖高分子を入れるアイデアでハイブリッド人工膵臓を高性能化した経験を持っている。封入された細胞にさらにいい刺激を与えることによって細胞をより活発に長く生かそうとしているわけである。

コーヒーブレイク4.2

> 私たちのからだのエネルギー代謝活動は，サラリーマンの毎日に似ている！

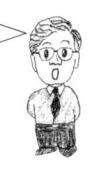

私たちのエネルギー活動と血糖値調節

　日常生活をつつがなく送っている場合は，あまりありがたみを感じることが少ないが，私たちのからだはきわめて精巧な部品の集合システムと，その維持システムでできあがっている。例えば，生体のエネルギー需給システムを考えてみよう。

　私たちが栄養として摂取したデンプンやタンパク質，脂肪が分解されて生成するブドウ糖やアミノ酸，脂肪酸の一部は私たちのからだを再構成することに使われるが，最も大事な用途は体を動かすエネルギー（ATP）を生産することに利用されることだ。

　通常，主として，酸素呼吸によってエネルギーを生産する生き物では，一つ一つの細胞がブドウ糖を原料として解糖系→クエン酸（トリカルボン酸）回路→酸化的リン酸化（電子伝達系）と反応システムを進行していくことにより，効率的にATP（細胞世界であまねく通用するドル通貨のようなもの）を生み出していく。これは大変巧妙なシステムであるが，図1に示したようにあたかも八王子あたりのベッドタウンから，中央線に乗り込み，新宿駅でJR山手線に乗り換え，池袋，東京，渋谷などの主要ターミナル駅で降りて，銀行，証券会社，商社等々の企業活動で，付加価値（エネルギー）を生み出す東京のビジネスマンの毎日の

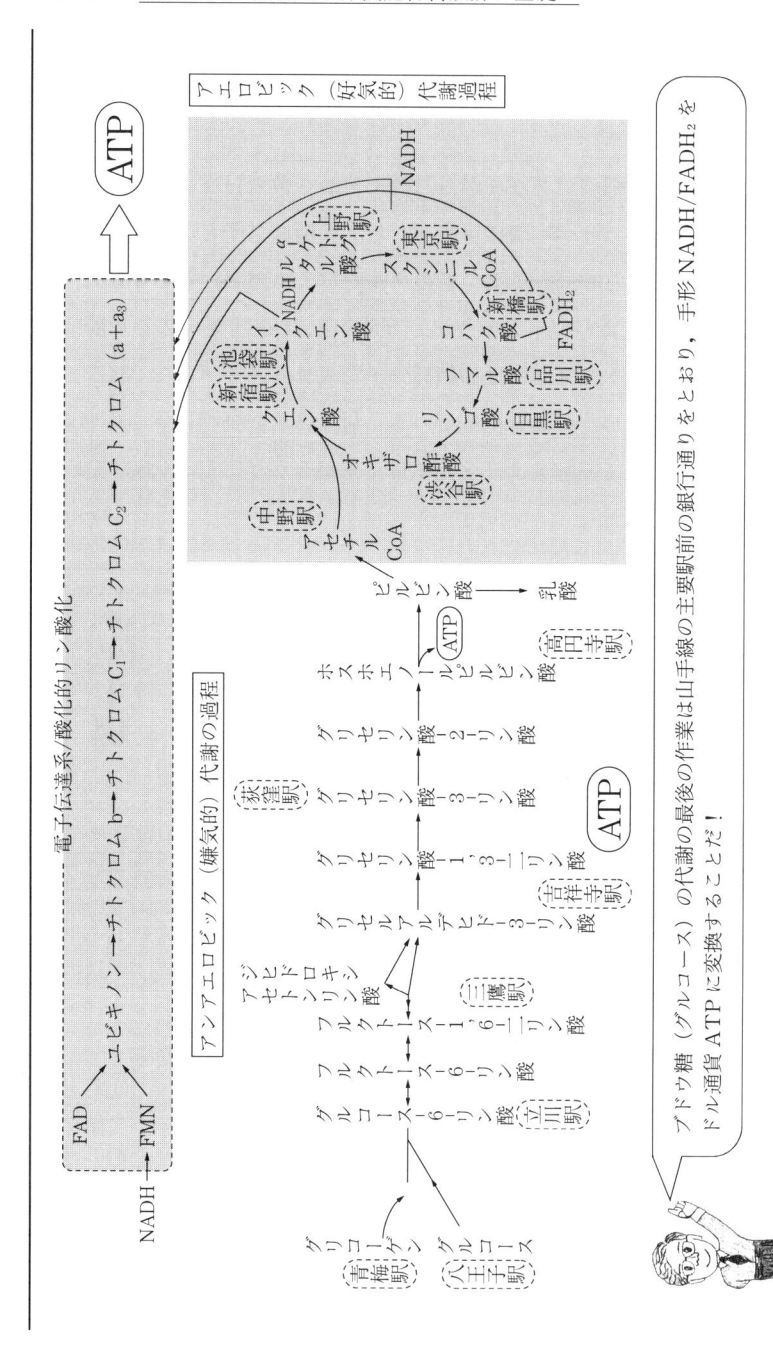

110　4. 人工臓器用生体機能材料設計の基礎

図1 中央線・山手線を乗り継ぐサラリーマンの通勤に似ている細胞内エネルギー代謝

4.2 バイオ人工臓器（ハイブリッド人工臓器）

活動にやさしくたとえることもできる。

中央線の電車に乗ったビジネスマン（の持参するブドウ糖）は，停車する駅ごとに少しずつ加工され，JR 山手線に乗り換えて後は各人の事業所に近い主要駅で降ろされるときに，手形（NADH など）を渡され，駅前に林立する銀行通り（電子伝達系システム/酸化的リン酸化システム）にある各人の取引銀行で，現金である多額の円やドル（ATP など）に換金し，各ビジネスマンや OL はそれを利用して各企業（細胞）で活躍することができるというわけである。

これだけでも大変よくできているが，さらに素晴らしいのは，銀行通りが閉じている休日（酸素が取り入れられないとき）には，山手線も事実上，休業・閉鎖され，ビジネスマンの多くは中央線沿線（解糖系）のみでいつもとは異なる文化活動や買い物をしたりして，リフレッシュや新たな付加価値の創製に努めていることだ。逆のいい方をすれば，外部から十分な酸素と栄養が取り入れられた（酸素呼吸をした）場合にのみ，大量の企業活動用エネルギー生産システムがスイッチオンされるというわけだ。このように取りこまれたエネルギー源（栄養）は，必要に応じてアエロビック（有酸素）運動かアンアエロビック（無酸素）運動かのスイッチにオン-オフ（on-off）をするかのように，状況に応じてきわめて有効にエネルギー多消費型の産業社会（実働）用途と省エネルギー型の家庭社会（休息・レクリエーション）用途に使い分けられているということができる。

それでは平均1日3回に分けられ，間欠的に取り込まれている食物は，どのように，恒常的な活動をするヒトやほかの動物に対して，安定的なエネルギー供給のベルトコンベアーに乗るのだろうか？

結論から先にいえば，非連続的な体内に取り込まれた栄養（例えば，ブドウ糖）はきわめて巧妙な血中のブドウ糖濃度（血糖値）コントロールの仕組みにより一定の範囲内の変動に保たれている（図2）。血糖値をモニターしながらその濃度に応じてインスリンやグルカゴンというホルモンを出す膵臓のランゲルハンス島，および，それらホルモンの標的臓器ともいうべき肝臓や筋肉，そして，さらにそれらシステムを統合して制御する脳神経（特に脳幹部の間脳）系の絶妙なコンビネーションは，見事に生体組織の部品たるおのおのの細胞の需要に応じて血糖のデリバリー（配達）を完遂している。これらのシステムの乱れが糖尿病なのである。

ともあれ，健康人の有する生体システムの素晴らしさは細胞内代謝や血糖値調節のシステムにとどまらない。創傷（けが）の治癒，異物の貪食処理，毒物の解毒（無毒化と排出）血液の凝固や血栓形成，炎症反応，免疫反応等々の生体防御反応の数々についても見られ，私たちは，そのメカニズムを知れば知るほど，その素晴らしさに感動することが多い。

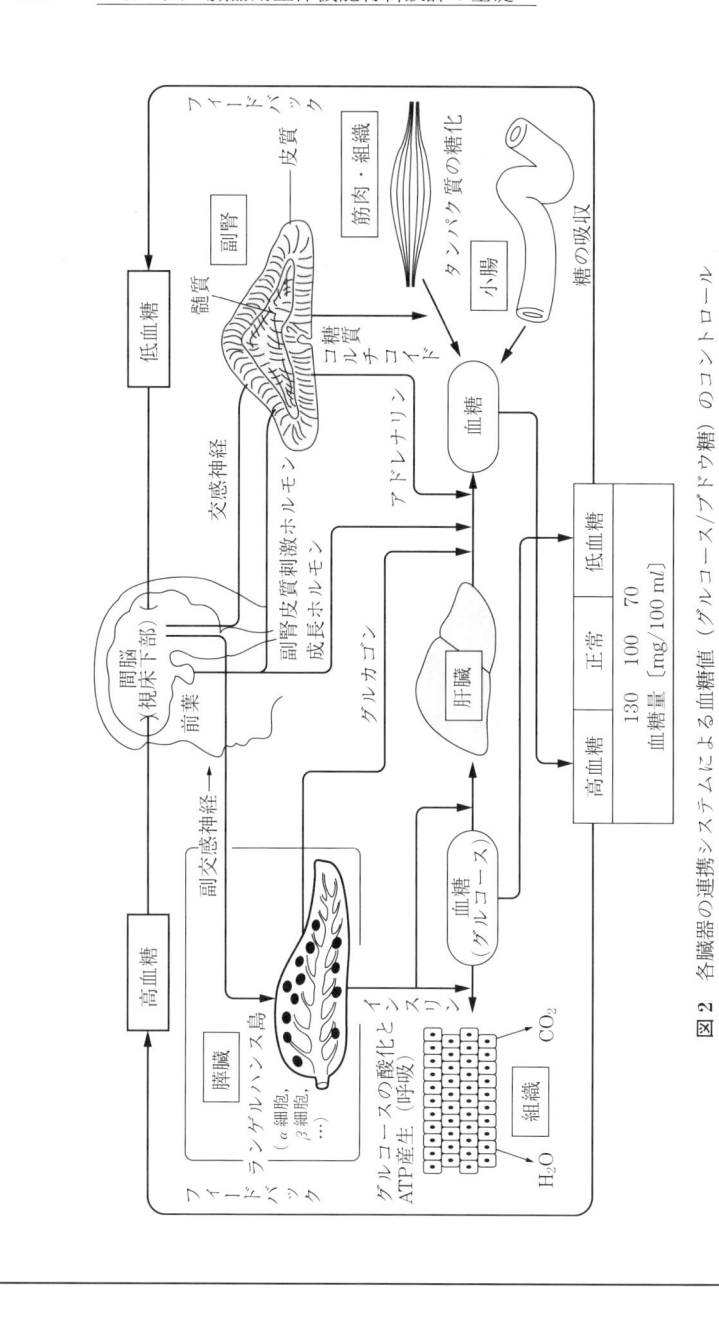

112   4. 人工臓器用生体機能材料設計の基礎

図2 各臓器の連携システムによる血糖値(グルコース/ブドウ糖)のコントロール

膵臓のラ島細胞を封入したマイクロカプセルを小さくつくって，マイクロカプセルのままからだに直接打ち込むとどこにいったかわからなくなるが，これらをドラム状のチャンバ（容器）内に入れ，それをラットや犬の腹腔内に埋め込むと，体内埋込み後の管理が正確にできる。さらに一度，埋植後は注射器でラ島封入マイクロカプセルの補給ができるという特徴がある。このようなチャンバタイプのハイブリッド人工膵臓も性能が上がりマウスやラットなら1年近く生かすほどまでになっている。ヒトのES細胞や幹細胞から膵β細胞への分化を誘導して利用する再生医療的アプローチも活発であり，現在は倫理上問題視されている本人のクローン胚ES細胞から作製されるβ細胞の利用が容認されていけば，将来はほとんど完璧な糖尿病治療用バイオ人工膵臓が完成できるものと大いに期待されている。

〔4〕 バイオ人工肝臓（ハイブリッド人工肝臓）

（a） 肝臓移植に代わる高性能人工肝臓を　　肝臓は，図4.17（a）に模式的に示すようにさまざまな物質の代謝などに関与しており，各種タンパク質，血液凝固因子などの生命維持に不可欠な物質の生合成や各種薬物（低分子異物）の解毒・排出など，数百～数千もの複雑な機能を有する臓器である。この機能の生化学的部分は，成人男子で約1.4 kg，総細胞数2500億個からなる肝臓の6割を占める肝細胞（肝実質細胞）が担っている。しかし，「肝臓構成細胞約50万個からなる肝小葉〔図4.17（b）〕がじつは肝臓としての解剖学的および機能的最小ユニットである」といわれている。つまり，肝臓の有する前述の数多くの分子レベルでの機能が，肝小葉，すなわち50万個の細胞集合からなる解剖学的にも見事な階層構造によって支えられていることは疑いのない事実である。大都市や建築物に不可欠なパイプラインだけを取り上げてみても，肝臓は上水道システムともいうべき門脈・動脈・静脈の3点セットの血管系パイプラインと，下水道システムともいうべき胆管パイプラインシステムを完備している。これらは，いまだ十分には解明されてはいない分子・細胞レベルで支配制御するシナリオに基づいて，われわれのからだの発生の過程で完成されているのである。したがって，重症肝機能障害に陥った場合，これらの機

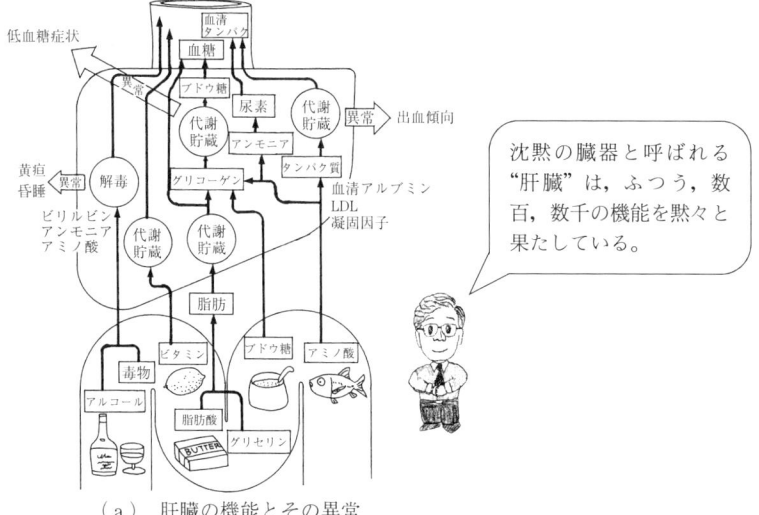

114   4. 人工臓器用生体機能材料設計の基礎

> 沈黙の臓器と呼ばれる"肝臓"は、ふつう、数百、数千の機能を黙々と果たしている。

(a) 肝臓の機能とその異常

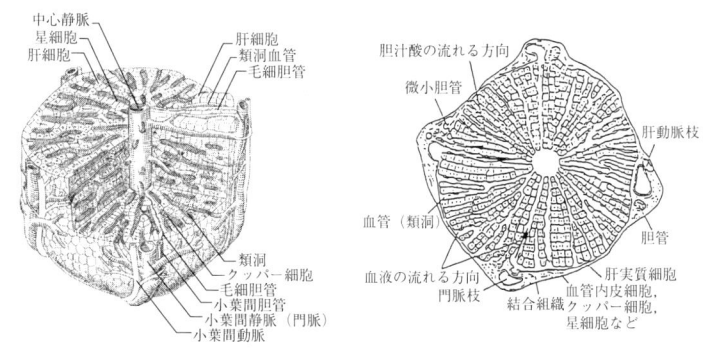

(b-1) 肝小葉の階層構造（立体図）　　(b-2) 肝小葉構造の断面図
(b) 肝 小 葉

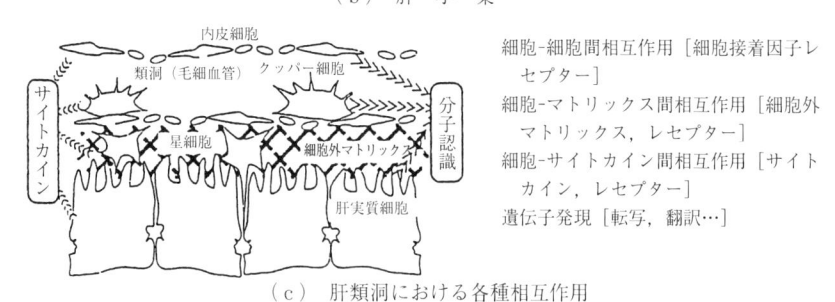

細胞-細胞間相互作用［細胞接着因子レセプター］
細胞-マトリックス間相互作用［細胞外マトリックス，レセプター］
細胞-サイトカイン間相互作用［サイトカイン，レセプター］
遺伝子発現［転写，翻訳…］

(c) 肝類洞における各種相互作用

図 4.17　肝臓の構造と機能

4.2 バイオ人工臓器（ハイブリッド人工臓器）

能をいますぐすべて人工的に補うことは不可能である。つまり，このような場合の根本的な治療法としては，現在のところ肝臓移植しかない。しかしながら，深刻なドナー不足が移植の大きな障壁となり，脳死者からの肝移植はもちろんのこと，生体肝移植などの恩恵に浴する患者はごく少数に限られているのが現状である。

C型，B型肝炎ウイルスによる肝炎，肝がんなどの肝疾患患者は，アジアに多発しているが，わが国だけでも確定患者数約100万人といわれ，その潜在的な患者数は数倍に上ると推定される。生活環境の変化から今後，肝疾患患者数の増大が予想されている。さらに，E型肝炎ウイルス感染や各種薬剤被害など，新たな肝疾患の原因もつぎつぎと報告され，肝疾患治療，特に重篤な患者に対する効率的な治療方法・救命方法の開発が切望されている。

このような状況下にあって，肝臓移植を受けるまでの間，あるいは自己の肝組織が再生し，修復されるまでの間，複雑多岐にわたる肝臓機能を生きた細胞に担わせるべく，これらの細胞を人工的な基材上で培養する人工肝臓システムが期待されている。すなわち，生きた臓器細胞と人工材料の中間に位置するハイブリッド型の人工肝臓の開発が注目されているのである。また，ハイブリッド人工臓器設計の視点からいえば，最も複雑で未踏の肝臓にチャレンジする試みをケーススタディーすることは，ほかのあらゆる種類のハイブリッド人工臓器を目指す人にとっても大きな設計・開発上の指針と勇気を与えるものとなる。

(b) バイオ（ハイブリッド）人工肝臓研究の流れ

1) 第1世代のハイブリッド人工肝臓　　歴史的には，1970年代後半から80年代後半にかけて，肝実質細胞（肝細胞）をマイクロビーズや中空糸の内部に充填したり，表面に接着させた状態でモジュール化する第1世代のハイブリッド人工肝臓が研究されてきた（図4.18）。

すでに欧米を中心に，移植までのショートリリーフ（ブリッジ使用）として，臨床応用へチャレンジした結果も報告されている（チャレンジコース4.1参照）。これら第1世代のハイブリッド人工肝臓は比較的単純な肝細胞培養系

116   4. 人工臓器用生体機能材料設計の基礎

〈第1世代型；70年代後半から80年代後半まで〉

遊離肝細胞を用いた系

Otto JJ, Wolf CF, Olumide, Dixit, Matsumura KN ら

アガロースなどの親水性ゲル中に肝細胞を封入したビーズをカラムにパッキングしたもの

中空糸膜上での単層培養

Sussman NL ら

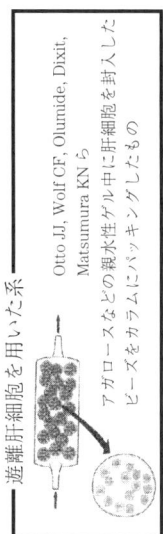

中空糸の外表面に肝細胞を接着させたもの

マイクロキャリヤ上での単層培養

Demetriou AA ら

コラーゲン正電荷キャリヤ（マイクロキャリヤ）上に肝細胞を接着させカラムにパッキングしたもの

〈第2世代型；80年代後半から2000年〉
肝細胞集合体スフェロイドでの培養
(小出典ら)，スフェロイドのコラーゲン包理中空糸充填型 (著者ら)

肝臓抽出マトリックス上でのスフェロイド形成，糖鎖高分子 (PVLA) 上でのスフェロイド形成

スフェロイドのスポンジ／ゲル内封入型
（コラーゲンスポンジ，ポリリレクススポンジ，PVA ゲル）
……九州大学船津和守ら，筑波大学大島宣雄ら

ミネソタ大学 Hu ら

充填型

PVLA 上での肝細胞によるスフェロイド形成

球形肝細胞
細胞間相互作用　成長因子

肝細胞多層集合体

PVLA 上での肝細胞多層集合体

PVLA : poly (N-p-vinylbenzyl-O-β-D-galactopyranosyl-1→4-D-gluconamide)

第1世代型および第2世代型のハイブリッド人工肝臓の問題点としては薬物代謝機能や胆汁酸排泄機構の欠如と長期間の代謝機能や生存率の維持が不十分であることがあげられる．これは肝臓の複雑な構造を無視した単純な肝細胞充填型であることが原因だと思われる．肝臓の階層構造／肝小葉構造に学ぶバイオ人工肝臓の設計が必要なんだ！

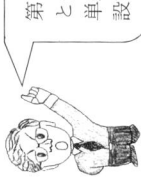

図 4.18　バイオ (ハイブリッド) 人工肝臓の開発の問題点と今後の課題

を応用したものであり,細胞種としては,おもにブタの初代肝実質細胞やヒト肝芽種細胞が選択され用いられた。しかし,生体肝は,門脈,肝静脈,肝動脈,胆管といった脈管系に,肝実質細胞や類洞内皮細胞,星細胞のような非実質細胞が巧みに配列し,構築された臓器で,本来の細胞生存率や肝機能は,この組織により発現・調節されている。このため,*in vitro* に取り出され,培養された肝実質細胞においては,増殖がほとんど起こらなくなり,同時に細胞の生存率や薬物代謝機能,分化機能なども急激に低下する。また,使用した細胞が HepG 2 などの一種の肝がん細胞であることや,人畜共通感染症の危険性のある異種動物の初代肝細胞であることなど,第 1 世代のハイブリッド人工肝臓は数多くの問題点を抱えていた。

2) 肝細胞スフェロイドと第 2 世代のハイブリッド人工肝臓 すでに,1980 年代後半から 90 年代初頭にかけて小出典之らによる肝臓から抽出したプロテオグリカン上での肝細胞培養,あるいは著者らによるガラクトース側鎖を有する合成糖質高分子(PVLA)上での肝細胞培養等々の際に,EGF,HGF などの細胞増殖因子を添加すると,肝細胞の増殖性ではなく運動性が活発化し,2〜3 日して図 4.19(b)に示すような細胞集合体(スフェロイド)が形成されることが報告された。

さらに,近年の活発な研究により,10〜100 個の肝細胞が集合した 100〜200 μm の大きさのスフェロイド形成が比較的容易に行えることになった。肝細胞スフェロイドは,生物学的,物理化学的,機械的などの種々の方法で作製可能であり,組織学的に肝組織と類似した点を多く持っていることがわかってきた。例えば,一般的な単層培養〔図 4.19(a)〕を行った肝細胞機能が数日で減少し,細胞自身の生存率も日を追うごとに低下するのに対し,スフェロイド培養系ではアルブミン合成や胆汁酸合成などの肝特異的機能が 1 か月近く維持されていることが報告されている。

この肝細胞スフェロイドでは,細胞間接着タンパク質である E-カドヘリンが大量に発現していること,隣接する細胞間には多数の微小胆管様構造や密着結合(tight junction)も観察されることが見出されている。一方では,部分

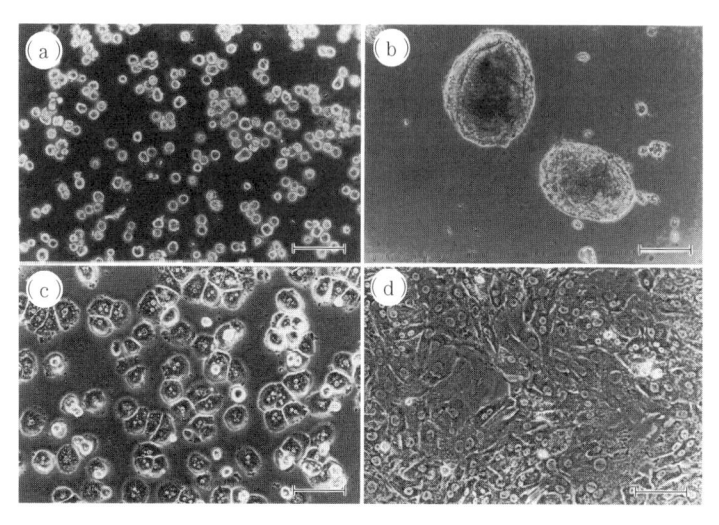

(a) PVLA 上で 4 時間培養した場合の肝細胞の形態
(b) PVLA 上で 48 時間後のスフェロイド形成（（a）の状態に EGF を加えると肝細胞は動き出し，48 時間後には細胞集合体スフェロイドをつくる）
(c) コラーゲン I 型上での単層培養
(d) コラーゲン I 型上で EGF 添加 48 時間後の肝細胞

図 4.19 ラット初代肝細胞の培養方法による形態の違い（4 時間後（a）（c），48 時間後（b）（d），スケール：100 μm）

的に肝細胞自身によって分泌されたフィブロネクチンやコラーゲンなどの細胞外マトリックスがスフェロイド形成に関与していることなども明らかとなっている。最近では，肝実質細胞と肝非実質細胞を共培養したヘテロスフェロイドと呼ばれる，より高い分化機能を維持するものもつくられている。

ところで，生体肝組織に近い肝細胞スフェロイドは，毛細血管系システムを有していないので，モジュール化に際しては物質輸送の問題を考慮する必要がある。この現実的解決策として肝細胞スフェロイドをコラーゲンゲルで固定化して中空糸型モジュールに充填していく方法や，多孔性のポリビニルホルマール樹脂やポリウレタンフォームのミクロなポア（孔）の中でスフェロイドを形成させ，そのチップ（細切片）をカラムに充填する方法，またスフェロイドを封入したアルギン酸ゲルやアガロースゲルビーズをハイブリッド型人工肝臓に

応用していく方法も考案されている（図4.18参照）。

いずれにせよ，肝細胞のスフェロイド形成現象をうまく利用し，モジュール化したこれら第2世代のハイブリッド人工肝臓は，肝細胞の単層培養技術をベースとした第1世代に比べ，より優れたアルブミン合成能やアンモニア代謝能，薬物代謝能などを有し，これらの機能を不満足ながら1か月近くにわたって維持できることが報告されている。しかし，これらの機能は，生体内の肝組織機能に比べると遠く及ばず，患者の生命維持管理を行うには不十分な現状である。

3) 胆汁排泄能を持った第3世代のハイブリッド人工肝臓　　肝細胞スフェロイドは比較的生体内の肝組織に近く，また毛細血管システムもさまざまな方法により組み込むことが可能であるが，肝臓のもう一つの大きな機能である胆汁排泄機能については現在ほとんど制御されておらず，ハイブリッド人工肝臓の高機能化には胆汁酸排泄機能を有する生体肝組織により近い肝細胞集合体の形成が必要であると考えられる。

図4.20（a）に示すように，生体内で肝細胞がディッセ腔に面しているときと同じシステムで，肝細胞の接着状態を制御し，薬物取込み用トランスポーターや毛細胆管の極性を保持することは，肝細胞培養工学上，ひいてはハイブリッド人工肝臓設計上の大変重要な課題である。近い将来，このような細胞レベルでの極性誘導技術を利用して，図4.20（b）に示すように，パイプラインに沿って肝細胞を組織化していくことが要請されるであろう。最終的には図4.20（c）に示されるような，肝小葉モデル集積型ハイブリッド人工肝臓をつくり上げることが重要である。図（a），（b），（c）の左右を比較すればわかるように，いずれも肝細胞，肝軸索（肝細胞索），肝小葉が生体内でどのような原理に基づいて維持されているかについて正確な解析を行いつつ，人工的に肝臓社会の再構築を目指すバイオミメティックス（生体模倣）が基本的スタンスとなる。

生体内で肝臓を構成する肝細胞には，胆汁を排泄する側と血管に面してタンパク質などを分泌する類洞側の極性が存在し，一つ一つの肝細胞が隣接する肝

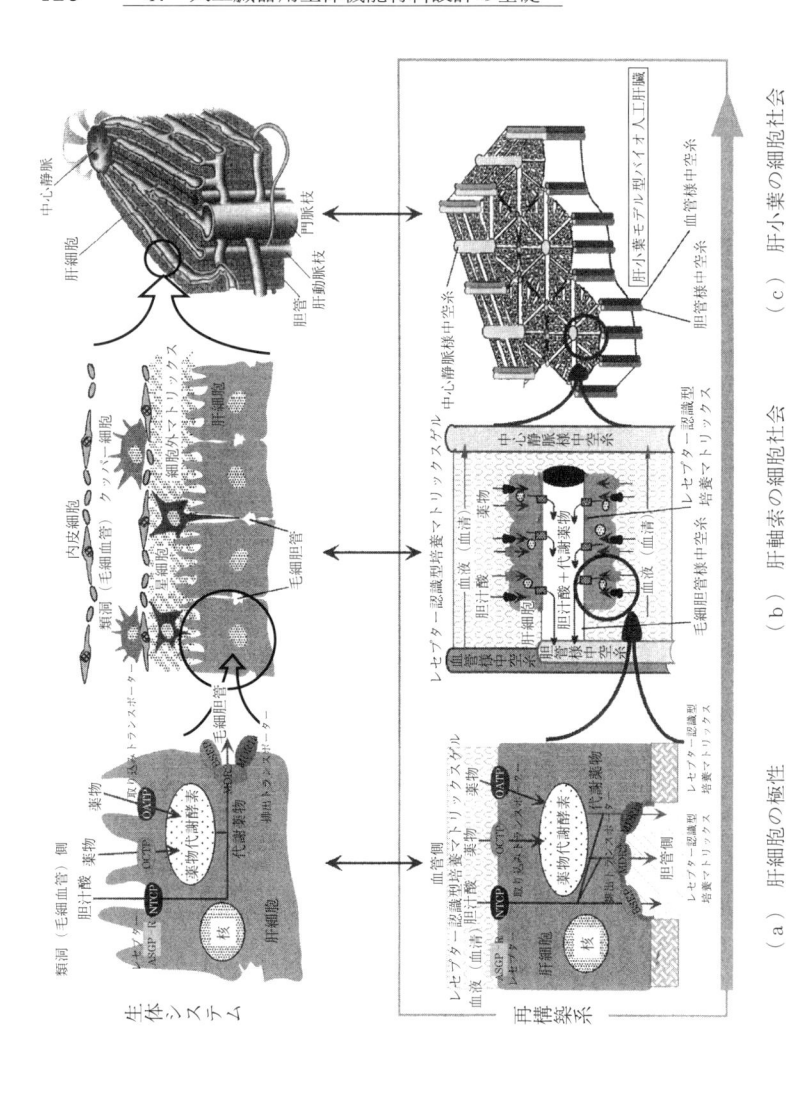

120　　4. 人工臓器用生体機能材料設計の基礎

図 4.20　肝臓の生体内組織化に学ぶ肝組織の再構築と次世代型ハイブリッド人工肝臓設計への応用
（a）肝細胞の極性　　（b）肝細索の細胞社会　　（c）肝小葉の細胞社会

4.2 バイオ人工臓器（ハイブリッド人工臓器）

細胞を接着・集合することにより，この極性が誘導される性質がある。そこで，この自己組織化する性質を利用して極性を保った肝細胞集合体を作製し，胆汁の排泄と培養液とを分けて回収できるような肝組織培養系が実現できれば，臨床に十分たえうるハイブリッド人工肝臓になるはずである。著者らは，このようなコンセプトを実現するための肝細胞接着マトリックスの分子設計を追求中である。

例えば，遺伝子組換え法で，図 4.21 に示すような融合タンパク質（キメラタンパク質）を設計した。竹市雅俊によって発見された細胞間接着分子として有名な E-カドヘリンの細胞外ドメインと抗体 IgG 分子の Fc-フラグメントを遺伝子組替法で結合したものである。これは，Fc-フラグメントが疎水性のために疎水性の高いポリスチレンなどの人工材料表面には比較的よく配向吸着するので，E-カドヘリン分子の有する細胞認識機構を発揮する。この E-カドヘ

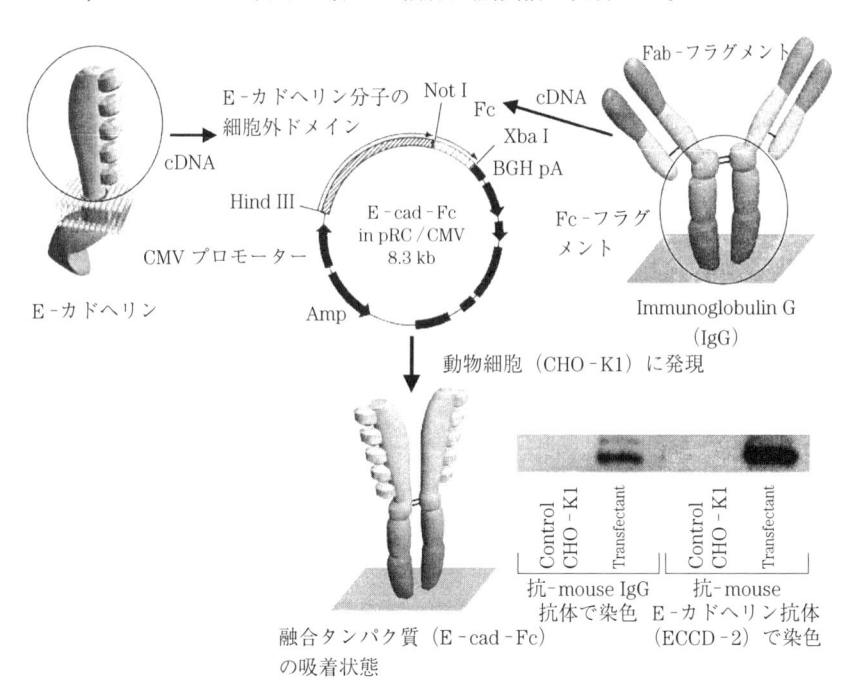

図 4.21 E-カドヘリンの細胞外ドメインと抗体 IgG 分子の Fc-フラグメントをキメラ化した融合タンパク質のポリスチレン表面上での吸着状態（推定）

リン融合タンパク質をコートした表面に接着した肝細胞は，あたかも肝細胞どうしが細胞接着して肝臓組織を形成したかのように分化機能を亢進させる。

一般的に肝細胞機能の最も高い分化マーカーともいわれるトリプトファンオキシゲナーゼ（T_O）の酵素活性を高いレベルで保持する一方，その反対の形質である EGF 応答性の DNA 合成能（増殖性の指標）は著しく抑制される。通常，肝細胞は E-カドヘリンに仲介されたアドヘレンスジャンクション（接着結合）の形成にサポートされて，タイトジャンクション（密着結合）の形成が進み，毛細胆管の閉鎖性が維持されていくといわれている（図 2.4，図 4.20 参照）。薬物トランスポーターの発現等々の解析は緊急の課題である。現在，薬物取込み用の各種トランスポーターと，胆汁酸を含めた各種薬物代謝物の排出トランスポーターを，肝細胞や各種遺伝子導入細胞の培養系で極性発現させようという試みは，薬理学分野の世界的にホットなテーマになっている。異分野交流により，より高レベルの成果とその応用が期待される。

（c）**バイオ人工肝臓開発のための技術的課題**　バイオ人工肝臓とは，肝臓機能を担う細胞と人工物の基材とを組み合わせた，いわゆるハイブリッド人工臓器であり，当面の人工肝臓の開発目標として主流となっているが，問題点も多い。まず第一に，成人肝実質細胞（肝細胞）の大量入手・安定供給が困難であることが挙げられる。肝細胞は生体外で培養してもあまり増殖しないので，生体内最大の代謝臓器である肝臓機能を代行し得るだけの細胞数の確保はきわめて困難である。しかも，培養後，急速に機能が低下する。肝臓の複雑な三次元構造に支えられた代謝機能が通常の培養法では再現できない，といった難点が浮き彫りとなっている。これまでにも述べてきたように，これらの問題を解決するため，さまざまな検討が数多くなされているが，いずれも決定打には至らず，臨床適用するためにはスケールアップを伴うことが大きなハードルとなっている。

問題の解決には，バイオ人工肝臓の開発に必要なあらゆるパラメータと未解決問題の洗い出しが必要となる。器材・材料分野からの視点で再検討することも重要である。**表 4.1** にまとめて検討の必要な項目を列挙してみよう。

4.2 バイオ人工臓器（ハイブリッド人工臓器）

表 4.1 バイオ人工肝臓開発のための想定要素技術

	大分類	個別技術			
肝細胞の大量入手・安定貯蓄・安定供給のための技術	細胞採取技術	ES細胞採取技術	幹細胞採取技術	肝芽細胞，胎児・成人肝細胞採取技術	動物肝細胞採取技術
	凍結保存技術	プログラムフリージング技術	保護剤の添加・除去技術		
	継代培養技術	株化細胞作成技術	不死化細胞作成技術		
	大量培養技術	バッチ式培養技術	フロー式培養技術	培養関連材料技術	培養装置・制御ソフト開発技術
肝細胞の高増殖・高機能維持を両立させた培養技術	試薬技術	培養用試薬	各種標識試薬	分析用試薬	
	細胞接着技術	培養マトリックス技術	培養関連材料技術(モジュール)		
	共培養技術	肝非実質細胞採取技術	肝非実質細胞株化・不死化技術	肝非実質細胞接着・培養技術	肝非実質細胞増殖抑制技術
	三次元培養技術	培養マトリックス技術	三次元培養関連材料技術（モジュール）		
	肝細胞集合体の形成技術	集合体サイズ加工技術	集合体量産技術		
	大量培養技術	バッチ式培養技術	フロー式培養技術	培養装置・制御ソフト開発技術	
肝臓の三次元構造を模倣したブリッジユース型バイオ人工肝臓	肝細胞の方向性(極性)維持型培養技術	極性崩壊阻止技術	受動的な極性再発現技術	能動的な極性再発現技術	
	胆汁分離技術	微小パイプラインの作製，配管技術	クロマトグラム技術		
	モジュール作成技術	培養関連材料技術	培養装置・制御ソフト開発技術		

　肝細胞の入手法としては，自己の肝細胞を定期的に採取・貯蓄しておく，他人の肝細胞を使用する，動物由来の肝細胞を使用する，といった成熟肝細胞をそのまま利用する手段と，ES細胞や幹細胞，肝芽細胞（肝細胞になろうとしている細胞），胎児肝細胞（成熟肝細胞までの機能は発現していない）などの

未分化な細胞から分化誘導する手段の二つに大別される。いずれの細胞を用いるとしても，細胞の分離・採取技術は最も基本となる。さらに，自己肝細胞，他人肝細胞を問わず，ヒト成熟肝細胞を用いる場合は肝細胞の保存・増殖・貯蓄技術は不可欠である。一般的な保存・貯蓄技術として凍結保存法があるが，肝細胞に関していえば現時点の技術では不十分であり，プログラムフリージングや保護剤の添加・除去システムなどの技術革新が待たれている。逆に肝細胞を継代培養して生かしながら貯蓄する方法もあるが，細胞増殖技術と細胞の寿命をいかに延ばすかが課題である。

　緊急性の高い肝疾患の治療法として，ブリッジユース型（ショートリリーフ型）のハイブリッド人工肝臓を開発するためには，安定供給問題の解決策として，入手した肝細胞を培養によって増殖・保存させることも念頭に置かなければならない。現在の直径数 cm オーダーの細胞培養ディッシュにおけるシステムをスケールアップできる大型培養プラントの開発は最重要検討項目の一つである。

　以上でバイオ（ハイブリッド）人工肝臓を中心に，その要素技術を紹介し，今後の課題を紹介した。著者らも含めた世界中の研究者が，肝細胞の活性化やES細胞，羊膜細胞を含めたさまざまな幹細胞・前駆細胞から増殖・分化できる肝細胞を開発しようとしている。

　若干の進歩を紹介しよう。最近，新しいマトリックス工学の立場に立って，長岡正人と著者らのグループが，なんと前述の E-カドヘリン融合タンパク質を疎水表面にコートしたマトリックスを用いて，ES細胞の未分化状態のままの大量増殖法ときわめて簡便な分離精製法の確立を世界に先駆けて成功させた。落谷孝広らは肝特異的な遺伝子導入した ES 細胞を肝臓組織に移植させることにより，幹細胞への分化を確認している。田川陽一らは ES 細胞から胚様体（EB）形成時に心臓形成を先行させることにより，肝臓組織類似体の形成に成功し，一歩ずつこの分野を前進させている。しかしながら，総じて"肝細胞のような細胞""肝臓組織のような集合体"の発見やそれへの分化誘導技術の入り口にあり，現状では肝臓の発生・再生過程をミミックした肝組織の完全達

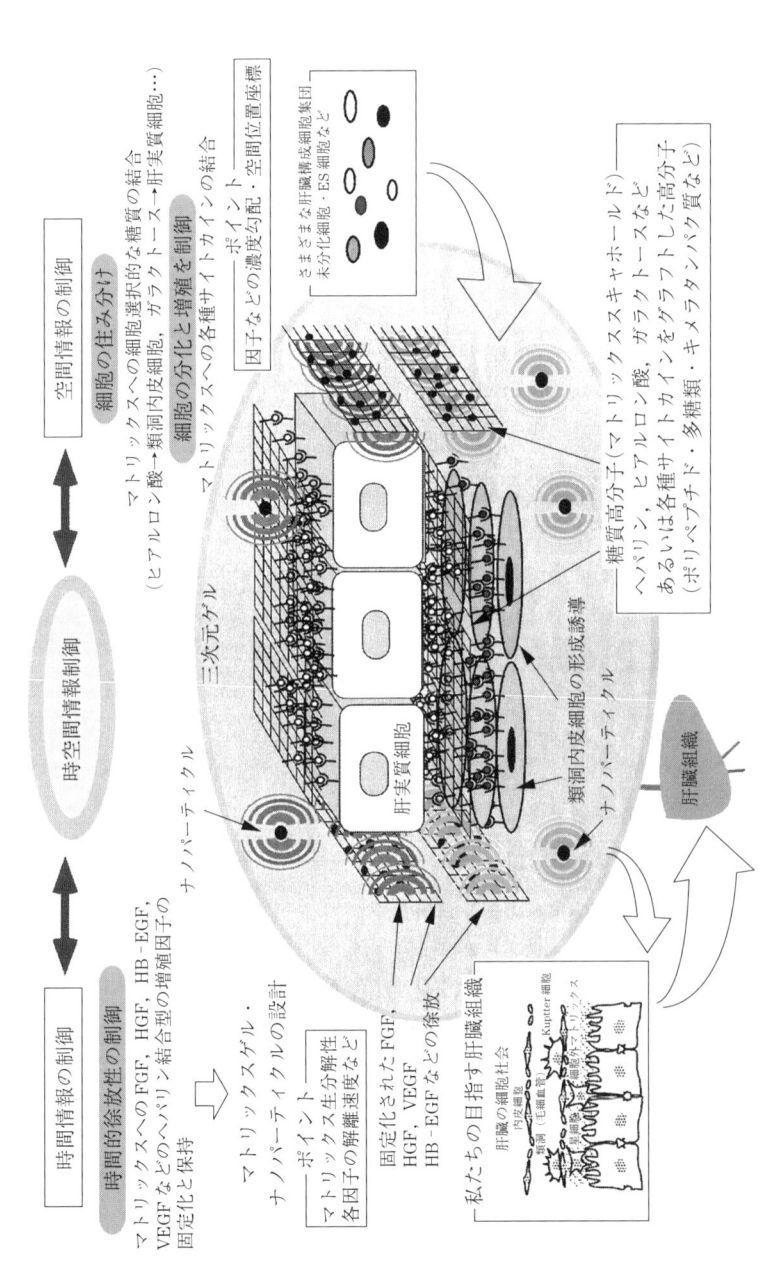

4.2 バイオ人工臓器（ハイブリッド人工臓器） 125

図 4.22 時空間情報制御型マトリックス工学に基づく肝臓組織の再構築を目指す未来戦略

時間情報の制御
時間的徐放性の制御
マトリックスへのFGF, HGF, HB-EGF, VEGFなどのヘパリン結合型の増殖因子の固定化と保持

マトリックスゲル・ナノパーティクルの設計

ポイント
固定化されたFGF, HGF, VEGF
HB-EGFなどの徐放
マトリックス生分解性
各因子の解離速度など

時空間情報制御

空間情報の制御
細胞の住み分け
マトリックスへの細胞選択的な糖質の結合
（ヒアルロン酸→類洞内皮細胞、ガラクトース→肝実質細胞…）
細胞の分化と増殖を制御
マトリックスへの各種サイトカインの結合

ポイント
因子などの濃度勾配・空間位置座標

さまざまな肝臓構成細胞集団
未分化細胞・ES細胞など

糖質高分子（マトリックススキャホールド）
ヘパリン、ヒアルロン酸、ガラクトースなど
あるいは各種サイトカインをグラフトした高分子
（ポリペプチド・多糖類・キメラタンパク質など）

三次元ゲル
ナノパーティクル
肝実質細胞
類洞内皮細胞
ナノパーティクル
類洞内皮細胞の形成誘導

肝臓組織

私たちの目指す肝臓組織
肝臓の細胞社会
Kupffer細胞
類洞（毛細血管）
内皮細胞
肝細胞

成には成功していない。ここでも若人のチャレンジが大いに期待されている。

ハイブリッド人工肝臓を完成させるために今後は，細胞（分子）生物学とバイオマテリアル（細胞認識材料，ゲル材料，細胞適合性材料，各種医薬およびDNA・RNA製剤のコントロールリリースシステムなど）の両分野の進歩と学際的協調により，各自の専門領域を超えたアイデア・情報の持ち寄りなどを達成させるさまざまな課題がのしかかっている。著者らはここ数年来，「時空間情報制御型マトリックスを用いた肝臓組織の再構築」の開発戦略を提唱し，これに従い研究を進めている（図 4.22）。このような新しい各分野を包括した学際的細胞マトリックス工学の実現により，21 世紀の再生医療の夢は少しずつではあるが現実化していくものと期待される。

（d） ハイブリッド人工臓器設計法としての細胞培養法 　ハイブリッド人工臓器（例えば肝臓）を作製するに当たって，最も重要なファクターは，（肝）細胞をいかに，生体内と同等の機能を維持したまま培養することができるかということである。

これまでの研究の歴史は，肝細胞の培養方法の探索の歴史であった。さらにいえば，どうして生体外（*in vitro*）の培養法は生体内（*in vivo*）での細胞機能に迫れないかという根元的質問を研究者にずっと突きつけ続けてきた歴史で

チャレンジコース 4.1

バイオ人工肝臓臨床応用へのチャレンジ

　九州大学名誉教授の船津和守らのグループは，体外循環型の臨床的実用性の高いバイオ（ハイブリッド）人工肝臓を開発している。①ブタ肝細胞，②肝細胞スフェロイド（球状集合体）による機能維持，③カートリッジ式モジュール，④ポリウレタン発泡体（フォーム）のモジュールのパーキング等々を特徴とするバイオ人工肝臓である。彼らのシステムは，初期の型で 1 週間，改良が進んだ現在の型では最大 3 か月間の利用に耐え得るとされている。最近，同グループは血液透析型中空糸モジュールにブタ肝細胞を高密度に充填し，肝細胞のひも状集合体を形成させ，ポリウレタンフォーム中でのスフェロイド形成方式を上回る人工肝臓としての性能を報告している。

　また，北海道大学の藤堂　省・松下通明らのグループでは，積層型人工肝臓を

作成している。①ブタ肝細胞，②肝細胞スフェロイドによる機能維持，③箱形モジュール，④ホウケイ酸ガラス薄板の利用等々を特徴とする人工肝臓である。彼らは，独自開発の平板積層型バイオ人工肝臓モジュールを用いて無肝（肝臓の全部を摘出）犬の生存時間を66時間まで延長することに成功している。実用化を目指し，高い肝機能を発揮し得るミクロ肝臓（肝細胞のみならず非実質細胞を含む球形の細胞集合体である混合スフェロイドを利用）を6時間という短時間で作製することにも成功している。

　アメリカでは，Vitagen 社による ELAD システムと呼ばれるバイオ人工肝臓システムが商品化されつつある。このシステムは，肝細胞を腎臓透析で使われている中空糸（ホローファイバー）モジュールに封入したものである。当初は，不死化させた肝細胞種を細胞ソースとしていたが，最近では，ヒト初代肝細胞も用いている。

　このシステムでは，細胞への酸素と栄養源の供給に特に注目し，そのコントロールを緻密に行うため，ライン化細胞（樹立された培養細胞）を用いる場合は，3週間の成熟プロセスを経て検討を行っている。アメリカの現状をインターネットで検索すると，この ELAD システムが多くの大学で検討されていることが目につく。システム自体は以前からのものを効率化し，制御をしっかりと行っていることがわかるが，ホローファイバーを用いた系で特に大きなブレークスルーがあるという印象もなく，人工肝臓としてシステム化されたものがいかに不足しているかを反映しているようにも思われる。

　現在，注目されている人工肝臓のシステムを**表1**に紹介しておく。

　Hepat Assist 型バイオ人工肝臓と呼ばれるものは，ブタ肝細胞を用いたホローファイバーによるバイオ人工肝臓 BAL システムである。すでに，安全性試験が終了し，生存期待値が20％以下の重篤患者に応用されている。もし Hepat Assist の効果が証明されれば，FDA（米国食品薬品管理庁）によって承認される最初のバイオ人工肝臓となる予定である。

表1 アメリカにおける人工肝臓の開発状況

名　称	会　社　名	肝細胞の種類	研究進捗状況
HemoTherapies	Hemo Cleanse	None	FDA approved
MARS	Teraklin AG	None	
Vitagen	Vitagen	Human liver cancer	Phase I safty study
Excorp	Excorp	Pig Liver	Phase I safty study
Algenix	Algenix	Pig Liver	Phase I safty study
Hepat Assist	Circe Biomedical	Pig Liver	Phase III study

あったともいえる。1994年に特許出願された吉里勝利らのニコチンアミド，アスコルビン酸添加系培地による肝細胞の培養は非常に画期的なものであったが，それでも生体内の肝細胞の機能と比較するとまだ不十分であると思われる。

また，さまざまな培地添加物が検討されているが，どれも大きなブレークスルーを達成したとはいえない。例えば，セシウムやセレンなどの微量金属を培地中に添加することによって肝細胞の活性化を実現しようとする系や必須アミノ酸以外のアミノ酸も培地に加えた系，ヒト初代肝細胞培養用に綿密に設計された培養系などが報告されている。特に，微量金属やアミノ酸に注目したものが多く見受けられる。

著者らは，肝細胞にとってなによりも重要な足場（スキャフォールド）の材料に焦点を当てた細胞マトリックス工学の追求を提唱してきた（3.4.2項参照）。

これまでの細胞培養用材料に関しては接着依存性の細胞のほとんどが有するレセプター（インテグリンファミリーと総称）に認識される材料（細胞外マトリックス）であるコラーゲン，フィブロネクチンなど，細胞の種類を無視したきわめて安直な選択がなされてきた。今後は，細胞それぞれに，そして細胞機能のそれぞれに適応した人工的な細胞外マトリックスを用意してこそハイブリッド人工臓器の設計・開発が可能となるものと考えられる。

実際，基底膜や間質を構成するマトリックス成分は数多くの糖タンパク質，プロテオグリカン中心のバイオナノファイバーのマルチブレンドであり，その役割分担と相乗効果はきわめて精緻である。ハイブリッド人工臓器を構築する材料という観点からしても，ポリウレタンやポリスルフォンなど，他の人工臓器用材料からの転用ではなく，臓器を構成する細胞が好ましいと感じる細胞マトリックス材料やそれを超える機能性マトリックス材料の設計・開発も期待される。

そのような視点からも3.4.2項で述べたような細胞認識性高分子の設計アプローチがきわめて有効だと思われる。

4.2 バイオ人工臓器(ハイブリッド人工臓器)

コーヒーブレイク 4.3

生命の知恵に学ぼう(バイオミメティックな人材育成法—細胞社会のホメオスタシスに学ぶ)

科学技術の世界,とりわけ人工的な設計をベースとする工学システムでは"生体に学ぶ"というバイオミメティクスが有効なアプローチとなる。バイオミメティクスのコンセプトは最近ではバイオインスパイアド(生体に啓発された)アプローチとも呼ばれ,幅広く,そして奥行きも深い。組織工学・管理工学・経営工学・安全工学,はては政治・経済・防衛論までにも適応可能となる。

21世紀の人間社会の重要な課題となるはずの人材育成についても"生体に学ぶ"アプローチが,結構ヒントを与えてくれることが多い。

さて,ヒトのからだはおよそ270種類,合計60兆個の細胞から成り立っている。人間社会はしばしばからだの中の細胞社会にたとえられる。最も重要なエネルギーの源となる血中グルコース濃度(血糖値)の例を見るまでもなく,カルシウム濃度,pH,イオン強度,体温,血圧はつねに一定の範囲の値に保たれ(ホメオスタシス),これらの細胞社会のバランスある活動を維持するのに役立っている。また,これらの調和した組織が,外敵の進入あるいは出血事故,がんの発生等々のアクシデントによって根本的に侵されようとするときには,免疫・血液凝固・解毒等々の見事なまでの生体防御システムを発動し,危険管理するものである。力及ばずして,いったん防衛戦争に敗れたとしても,組織の修復がしばしば行われる。創傷(けが)の治癒,血管修復,肝再生などがその端的な例である。

さて,著者の専門分野である肝臓の細胞社会を例に挙げて,人材育成とバイオミメティクスの関連性を簡単に紹介してみよう。

図4.17に示すように,肝臓は数百〜数千ともいわれている肝機能の中心的担い手としての肝(実質)細胞以外に,クッパー細胞,星細胞(伊東細胞),類洞(血管)内皮細胞等々,いろいろな細胞から成り立っている。発生・成長・あるいは再生過程で,ある細胞(ある人)が自らを活性化するシステム(オートクリン)や,隣の細胞(友人,ガールフレンドなど)によって活性化されるシステム(パラクリン)も遠くの細胞(両親,ペンパル,恋人等々)によって活性化されるシステム(エンドクリン/内分泌)などが,臨機応変にダイナミックに導入され,変化する。これら血流中や組織・細胞間間隙を分子が拡散することを通じて組織が守られ,修復され,そしてホメオスタシスが維持される。このネットワー

クは液性分子(サイトカイン, ホルモンなど)の分泌, 受容によって仲介されることが多いが, 細胞-細胞間接触(人と人とのスキンシップ)や神経(電線, オプティカルファイバーに類似)によって仲介される場合もある。この連携プレーには個人差もある。例えば, ある人の場合は自己活性化(オートクリン)が強く, 自分自身で元気よく力を発揮することができ, よほど体調が悪くなければ近隣の人による活性化(パラクリン), 遠方の人による活性化(エンドクリン)のバックアップや励ましを必要としないことも見受けられる(図1)。その逆な場合もあるし, 中間的なケースもある。そのバックアップシステムも, 食事やお金, または叱咤激励やラブレターを介するものまでいろいろである。

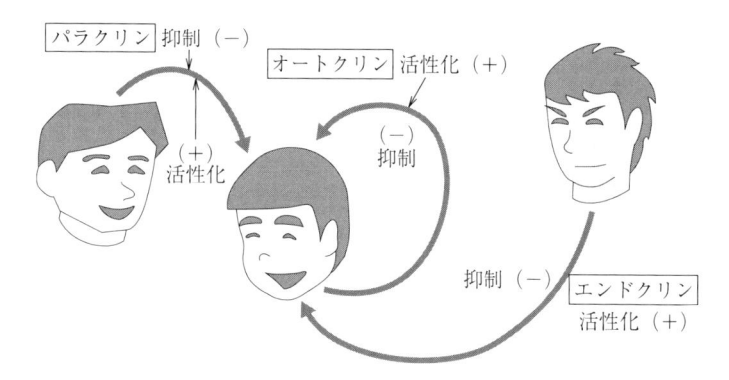

図1　細胞(人間にたとえられる)を活性化するシステム

　およそ社会において人の上に立つ者は, 己を知り, 自己分析し, 自己コントロールができなくてはならないし, 部下の特質(前述のどのタイプであるのか)を知って, 状況に応じた温かい配慮や付き合いを心掛けなければならないはずである。これはまさしく, 健常なとき, あるいは危急存亡のとき, さらには壊滅的打撃から立ち直ろうとするとき, まともな体(肝臓)なら難しくなく行われていることである。細胞にとってのベッドであり, 器である細胞外マトリックス, すなわち, 国家社会, 家庭における器(環境)の良否が前述の組織社会に見られる相互コミュニケーションにおいて重要なことはいうまでもない。

　要するに人材育成の基本は, 世界, 国家, 社会の状況を的確にとらえ, TPOに応じた構成メンバーの心の共鳴に基づくダイナミックな相互作用を実践することにあるのである。人間関係や人材育成に関する賢く, 大変よいお手本を細胞社会(臓器)として私たちのからだの中にほぼ全員がほとんど平等に有しているのである。

5 再生医療への流れ

5.1 再生医療とは

　すでにホメオスタシス（からだの恒常性）や生体反応のところでも述べたように，からだはダイナミックな新陳代謝を行いながらもその組織構築と生理的機能を一定範囲の変動の枠内に収めようとしている。その乱れ（病気）を可逆的範囲にとどめるために種々の生体防衛システムを有していることもすでに紹介した。それ故，通常少しぐらいのけが（創傷）をしても，やがて傷は治り，組織構築と機能を回復する。皮膚や胃腸や肺，口腔などの粘膜，そして血管などの表面も毎日激しいシアーストレス（せん断ストレス）を受け，すり減りながらも，減った分だけ細胞増殖し，元どおりに回復している。

　普段，あまり実感することのない肝臓組織も，連日連夜アルコールやウイルス，さらには生体異物（毒物や薬）などの侵入により細胞死に見舞われながら，肝細胞増殖により組織の再生を行っている。生体肝移植や，肝がん・肝硬変の手術時のように大規模な肝（部分）切除を受けた場合ですら，2～3か月もすれば切れたトカゲの尾のようにほぼ元どおりに回復する。これらの例に見られるように，私たちのからだは大なり小なり"再生能力（復原力）"を有している。じつは医師らにより患者に対してなされる多くの治療行為や薬の投与，そして適切なアドバイスですら，患者自身の再生能力を助けたり，最も効果的にするための激励行為にほかならないのである。

近年，この人間が本来有する組織再生能力を生かし，生物工学や薬学，医工学の科学技術を総動員した積極的な治療法として"再生医療"が注目されている。

5.2 再生医療の基礎（再生医工学）

創傷治癒や肝再生など，生体は自己を復元する能力を持っているにもかかわらず，そのような再生能力が追いつけないような重篤な疾患の場合には，従来は移植などの治療法に頼ってきた。しかし，このような移植療法ではドナー不足や免疫的拒絶などの理由により，希望者は増える一方であるのに治療を受けられる患者の数はいまでもきわめて少ない。

そこで，そのような問題を解決する方法として，患者本人の組織から細胞を取り出し，生体外で増殖・活性化，あるいは遺伝子導入などを行った後に再び生体に戻すという，細胞を用いた再生医療が着目され，今日では盛んに研究が行われている。

このような細胞を用いた再生医療には，その臓器を構成する自己または他人の成熟細胞を利用する一番オーソドックスな方法のほかに，将来性を期待されているものとして，増殖性で，かつ，組織を形成する細胞に成長する能力を持つ細胞（幹細胞・前駆細胞）を自己あるいは他人の組織から取り出し，生体の外で増殖させて再び生体に戻す方法や，さまざまな細胞・臓器に分化する能力を持っている多能性の胚性幹細胞（ES細胞）を用いて大量に増殖させ，その後，組織を構成する細胞に分化させる方法が追求され始めている（図5.1）。また，生体に戻す際に，細胞だけを直接移植する方法と，細胞が生着し，機能を発現できる足場（スキャフォールド，マトリックス）と一緒に移植する方法が検討されているが，後者は材料工学など工学的要素が含まれており，再生医工学とか組織工学とも呼ばれている。

再生医工学的アプローチとして生体外で組織再生を行うためには，その"畑"ともいうべき足場となる材料の選別と，"種子"ともいうべき機能主体である細胞の調達，さらには"肥料"ともいうべきサイトカインや増殖因子の添

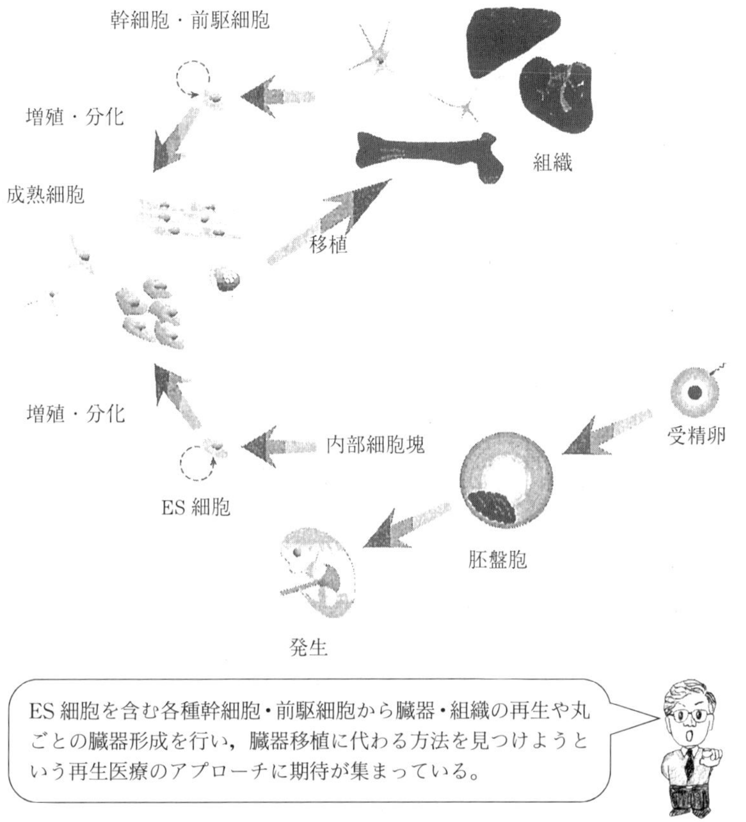
幹細胞・前駆細胞
増殖・分化
成熟細胞
移植
組織
増殖・分化
内部細胞塊
ES 細胞
受精卵
胚盤胞
発生
ES 細胞を含む各種幹細胞・前駆細胞から臓器・組織の再生や丸ごとの臓器形成を行い，臓器移植に代わる方法を見つけようという再生医療のアプローチに期待が集まっている。

図 5.1　ES 細胞の調製と再生医療の流れ

加が必須になる。しかし，現時点ではいかにして移植に必要な大量の細胞を集めてくるかが大きな課題となっている。

そのような背景のもとで，まずはとにかく増殖して機能性の細胞に分化することができる細胞，すなわち前駆細胞・幹細胞と呼ばれる細胞を探索しようとする流れ（細胞の狩人・ハンティング）と，それをなんとか分化させるアプローチ（錬金術/アルケミー）に焦点が集まり，再生医療の幕開けとなった。細胞を，細胞の足場となる材料を介さず，直接生体に移植する方法も検討されているが，いまや細胞の生育と機能発現を制御できる材料を開発するバイオマテリアル工学と，細胞を治療に用いる医学との融合的連携による発展，すなわち

再生医工学の分野が不可欠であると認識される状況にある。

5.2.1 再生医療のための細胞の探索

生体内には，組織を形成して機能を発揮する成熟した大部分の細胞のほかに，きわめて少数であるが，その細胞になる前の未熟な前駆細胞が存在する。前駆細胞は，増殖性を有する細胞が多く，成熟細胞への分化能も有している。また，1981年のマウスES細胞の分離と1998年のヒトES細胞の樹立の成功に伴い，さまざまな組織由来の幹細胞と，それらの細胞を用いた再生医療に関する研究が注目を集めている。

幹細胞とは自分自身が増殖できる自己複製能と，組織を形成する細胞への分化能を有しており，生体外で無限に増殖させることも，特定の細胞に分化させることも可能な細胞である。幹細胞は，あらゆる組織に分化しうる多能性幹細胞であるES細胞と，脳神経系や造血系など，組織や臓器の基となる組織幹細胞に分類され，現在でも新たな幹細胞の探索が行われている。このような幹細胞を用いることで，目的の組織を生体外で構築することができれば，慢性的なドナー不足となっている臓器移植治療に代わって細胞移植治療が可能になると期待されている。

幹細胞の多くはその組織に存在すると考えられており，その観点から考えると，生体組織由来の細胞からの増殖・分化も，実際は組織に含まれる幹細胞や前駆細胞に由来していることが考えられる。そのため，そのような未成熟な前駆細胞・幹細胞を濃縮することが組織再生への近道ともいわれている。始原生殖細胞・造血幹細胞・神経幹細胞・骨髄間質細胞などが研究されており，分化のメカニズムも徐々に解明されつつある。

こうした幹細胞や前駆細胞を用いる利点としては，（1）増殖性を持つため必要に応じて細胞数を増幅できること，（2）分化能を有しているため目的の組織を構成することができること，特に未分化性が強い幹細胞ではさまざまな細胞に分化することができるため応用範囲が広く，今後の展開が期待されている。

5.2.2 再生医工学としての細胞マトリックス工学

このような幹細胞や前駆細胞から，生体外で機能をもった細胞に分化させるためには，培養条件の検討が必須である．自発的に分化しやすい方向性があるため，比較的容易に条件が見つかる場合もあるが，コラーゲンなどの培養基質や増殖因子・サイトカインなどの種類・量・刺激時間など，さまざまなシグナルが複数に絡み合い，かつ，厳密に制御されることで，初めて細胞の分化が一義的に決定されることが多い．そのため，細胞の足場となるマトリックスの空間的・時間的情報伝達を適切に制御することで，細胞の機能を制御できるマトリックス工学の果たす役割は大きい．

合成化学的マトリックス設計

PVLA など（3.4.2 項参照）

遺伝子工学的マトリックス設計

2種以上のシークエンス情報を組み入れた発現ベクター → 発現 → 人工タンパク質（融合タンパク，図 4.21 参照）

酵素工学的マトリックス設計

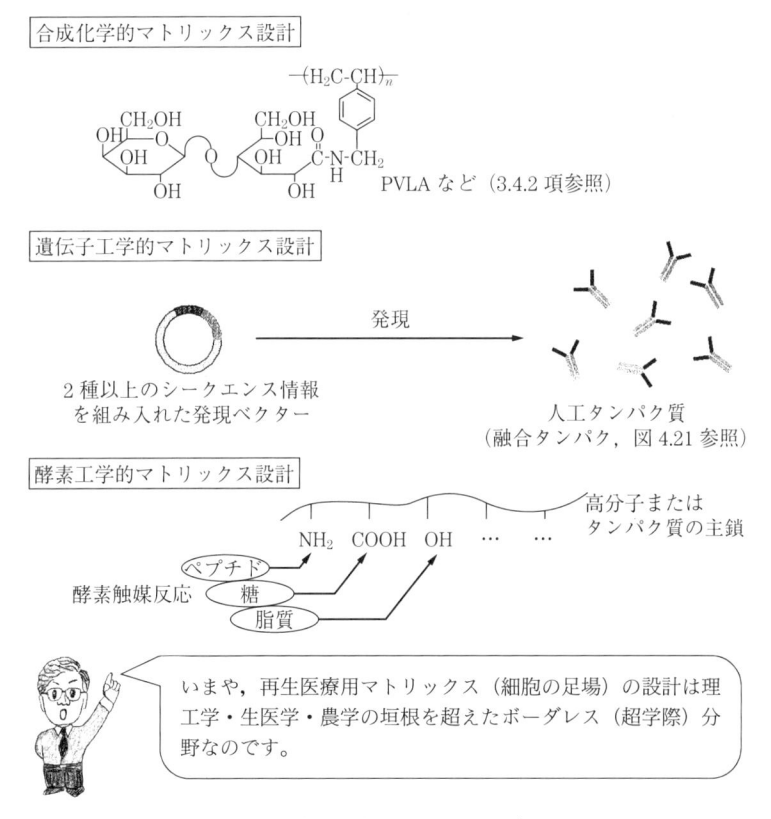

酵素触媒反応
ペプチド
糖
脂質
NH_2 COOH OH …… 高分子またはタンパク質の主鎖

いまや，再生医療用マトリックス（細胞の足場）の設計は理工学・生医学・農学の垣根を超えたボーダレス（超学際）分野なのです．

図 5.2 再生医療への応用が期待される超学際分野
"細胞マトリックス工学"の新展開

一言でマトリックスといっても,細胞の足場として機能するマトリックスは多く,実際に生体で足場として機能しているコラーゲンなどの細胞外マトリックスから,工学的あるいは遺伝子改変により作成した人工合成マトリックスまで多岐にわたる。これまで,細胞外マトリックスが細胞培養の足場として多く用いられてきたが,近年では本来の役割を超え,細胞認識機能を付与するために図5.2に示すように,高分子合成化学や遺伝子工学的手法あるいは酵素工学手法による人工マトリックスの作成と,その細胞機能制御への応用が活発に行われており,再生医工学・再生医療分野への応用がチャレンジされている。

5.3 再生医療の臓器別展開

5.3.1 肝臓の再生医療

よく知られているように肝臓は再生する臓器である。重症の肝がん,肝硬変を手術で治療しようとする場合,あるいは生体肝移植として母親が先天性胆道閉鎖症の子供に自分の肝臓の一部を提供する場合などに,それぞれ肝部分切除を行うことがある。このような場合,切り取られた肝臓は1〜2か月以内に元に回復して成長を止める。あたかもトカゲのシッポのようだとたとえられている。プラナリアという動物に至っては,一片の破片が残っていればそこから全身を再生させることができるので,いま,わが国を筆頭に世界中で遺伝子レベルでの再生メカニズムの解明が行われている。

さて,肝再生のメカニズムについては,わが国の中村敏一・市原　明らと坪内博仁・大工原　恭らの独立した二つのグループによるほぼ同時期におけるHGF(肝細胞増殖因子)の発見以来,急速に解析されつつある。その要点を紹介するとざっと以下のとおりである。

肝細胞の増殖・分化は,細胞周期と密接に関連している(図5.3)。定常状態では,肝細胞は静止期であるG_0期で分化状態にある。切除や炎症などを引き金に,肝細胞はG_1期へ移行する。肝細胞が増殖を開始するにはG_0期からG_1期への移行,すなわちプライミングという肝細胞側の準備段階が必要となる。この肝再生の開始シグナルであるプライミングのメカニズムについてはい

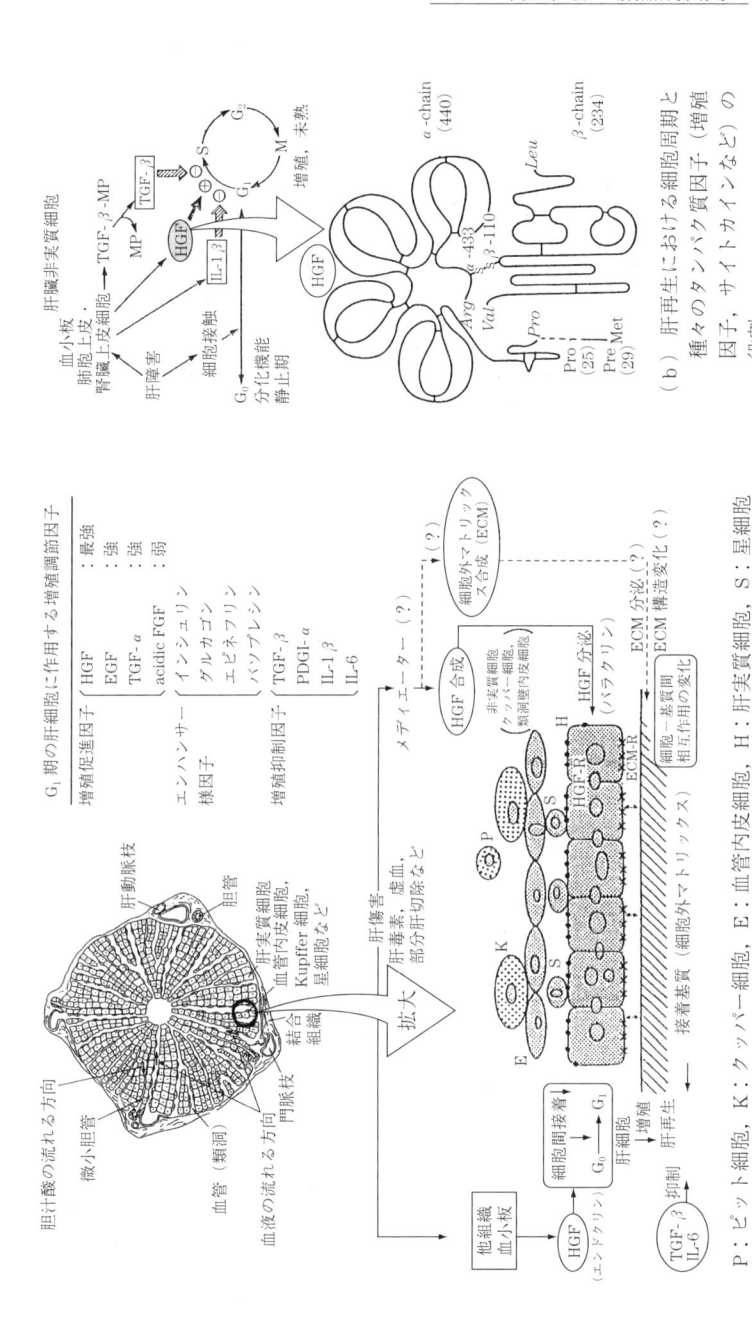

5.3 再生医療の臓器別展開

図 5.3 肝臓再生を担う分子・細胞コミュニケーションのオーケストラと分子シナリオ

(a) 肝再生における細胞-細胞間および基質コミュニケーションの役割
P：ピット細胞，K：クッパー細胞，E：血管内皮細胞，H：肝実質細胞，S：星細胞

(b) 肝再生における細胞周期と種々のタンパク質因子（増殖因子，サイトカインなど）の役割

まだ明らかとなっていないが，少なくとも腫瘍壊死因子（TNF）-αおよびインターリューキン-6（IL-6）の関与が報告されている。増殖期に移行した肝細胞は，肝細胞増殖因子（HGF），上皮細胞増殖因子（EGF），形質転換因子（TGF-α），およびヘパリン結合性EGF様増殖因子（HB-EGF）の関与によりG$_1$期からS期へ進行し，DNA合成を開始する。DNA合成が終了すると，肝細胞はG$_2$期を経て，M期において細胞分裂を遂げ，G$_1$期に戻る。そして細胞-細胞間接着の回復，あるいはTGF-βをはじめとする増殖抑制因子の増殖停止シグナルにより，肝細胞はG$_1$期からG$_0$期へと移行し，再生が終了する。

近年，種々の組織・臓器において発生や再生に多機能性細胞である幹細胞の存在，および，その関与が相次いで報告されている。肝臓の場合においても，ウイルス感染や薬剤などによる広範囲な細胞壊死で残存肝細胞の再生が阻害された場合に，肝臓組織に存在する高い増殖能力を持つ肝前駆細胞が増殖・再生に関与することが知られている。

これまでに，小型肝細胞，oval cell（卵形細胞）および骨髄肝幹細胞が肝臓における幹細胞/前駆細胞の候補として考えられるようになってきた。これらの一部は肝細胞や胆管細胞への分化誘導が観察されることから肝再生医療における有効な細胞ソースとして注目を集めている。

ところで再生といっても肝臓の場合，細胞数や細胞サイズが増えるといういわゆる代償性肥大をするのが主で図4.17で示したマクロな血管・胆管まで含めた肝臓の高次構築のすべてを再生するわけではない。

したがって，肝再生医療に関する報告も健常な肝細胞を門脈や脾臓に注入し，やがて肝臓内に定着し，それぞれの定着細胞がいわば核となって肝臓を再生させようとするアプローチが多い。

より組織的な肝臓再建に結びつくよう，前述の肝スフェロイドを注入したり移植する試みが追求されている。

5.3.2　肝臓の再生医療と細胞種・スキャフォールドの探索

肝臓の再生医療は，この肝幹細胞や肝前駆細胞を疾患患者の体内に細胞移植

した新たな肝臓を形成させることで，肝機能を補わせる幹細胞移植療法の実現を目指している。

肝細胞移植療法の利点は

（1） 移植する細胞数は多くないために得られた細胞を複数の患者に分散して移植することが可能
（2） 細胞に遺伝子導入ができるために欠損機能を補う遺伝子を導入した細胞を用いれば遺伝子疾患に対する治療が可能
（3） 臓器移植と比べて患者に対する負担が少ない
（4） 肝臓そのものを移植する場合と比べて肝細胞のみであるので免疫的拒絶が大変少ない（肝臓移植に対する免疫拒絶は胆管や類洞血管に顕著に起こりやすい）
（5） 細胞の凍結保存が可能

といったことが挙げられる。このように肝細胞移植療法は肝臓移植に対して有効な治療法となり得る可能性がある。しかしながら，欠点として肝細胞を移植する場合，生体内においては移植できる細胞数に限界があり，移植細胞数が少ないために傷害を受けた肝臓に代わって機能を担わせることは困難である。肝細胞移植療法が有効な治療法となり得るためには移植される細胞が生体内に移植された後にすみやかに生着し，著しい増殖能力を持つことが必要である。そして肝臓疾患に対してすばやい細胞の調達が可能であることが必要であろう。

肝前駆細胞としては，前述したように骨髄細胞中の肝幹細胞，肝芽細胞，小型肝細胞や胚性幹細胞などが検討されている。しかしながら，骨髄細胞中の肝幹細胞は大変数が少なく，単離が困難である。また，Grompeらによると，骨髄細胞の肝細胞への分化頻度は非常に低く，そして肝細胞分化には多くの時間を必要とすること，また肝細胞移植を行う場合に移植される動物において移植された骨髄細胞を生着させるために放射線処理が必要であること，などを報告しており，ES細胞の応用と同様，実際の臨床応用にはまだ多くの問題があると考えられる。

一方，細胞とともにその足場というべき（細胞外）マトリックス（ECM，

スキャフォールド）とを一緒に移植したり，あらかじめ肝組織（バイオ人工肝臓，ハイブリッド人工肝臓）を形成させてから移植する方法が期待される。

つまり，畑（スキャフォールド）としてのバイオマテリアルの活用が重要となる。実際，図5.3（a）に示すように肝再生時におけるマトリックス（ECM）の合成やリモデリングの重要性が指摘されている。図4.22で提案されたような細胞に必要な機能発現，高次構造の形成発現に関する時間情報・空間情報がマトリックスによってコントロールされるようになって，細胞移植療法から本格的な再生医療の道が切りひらかれていくものと期待される。

5.3.3 神経系の再生医療（脊髄・末梢神経など）

神経系は内分泌系と並んで個体のトータルシステムの恒常性（ホメオスタシス）を維持するために不可欠な通信（情報伝達）システムである（図5.4）。

内分泌系は，図（b-2）で示すようにホルモン，サイトカインなどの血管内デリバリーシステムで，発信源（内分泌臓器）から分泌された情報（分子）は血流に乗り，同時多発的に多数の標的臓器，さらには標的細胞に送達されていく。この場合，受信アンテナに相当する細胞膜上のレセプター（受容体）に情報分子が結合することにより，中央（発信源）からの情報が細胞内部さらにはこれが所属する臓器に伝えられる（図2.6参照）。このシステムでは，信号の選別は受信先の細胞レセプターの有する精緻な分子認識力によってなされるのが特徴である。しかし，血管というパイプラインの中を流れていくわけであるので，マクロな情報伝達の所要時間は通常数分かかる。細胞内情報伝達の所要時間（インプットからアウトプットの機能発現までの時間）は千差万別で数秒から数時間であり，これが送信後に加算されることになる。インスリン／グルカゴンの膵臓(ランゲルハンス島)分泌の調節により，血糖値が一定範囲内に調節されるホメオスタシスは，主としてこの内分泌系のシステムに基づいている。

一方，ここで述べる神経系情報伝達システム（図5.4）は，神経細胞膜（メートル規模の長い軸索を含む）上のイオンチャネルを介した膜電位変化の急激

5.3 再生医療の臓器別展開

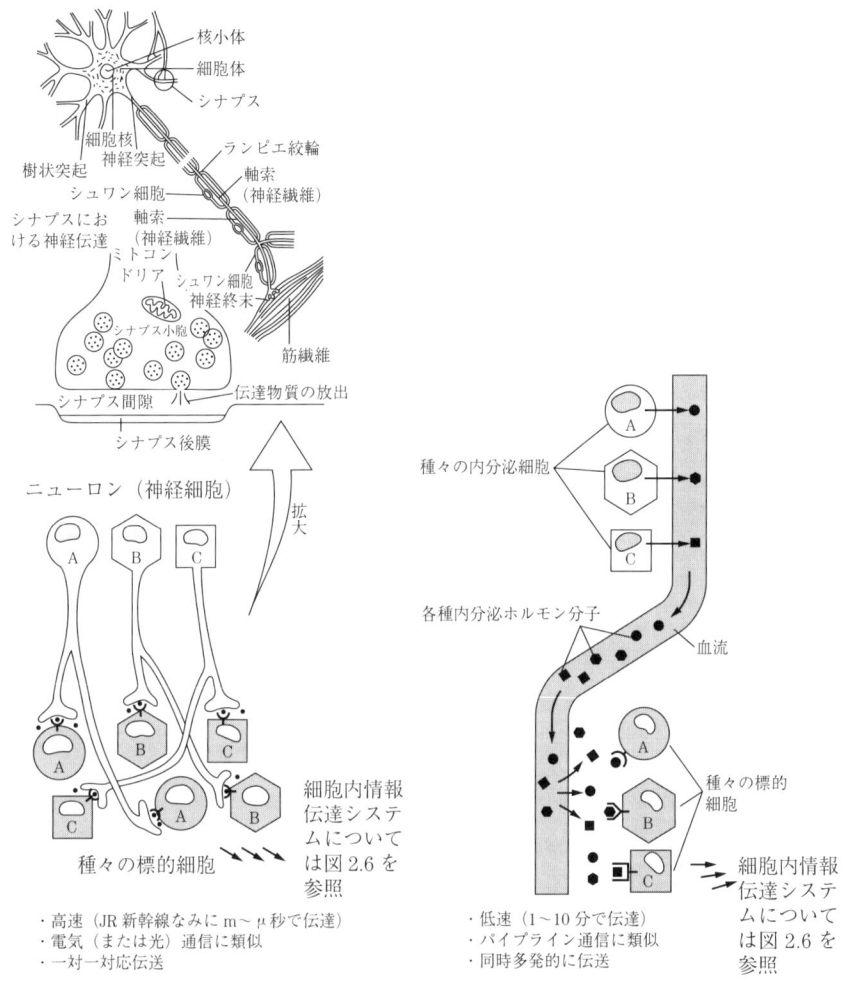

【図中ラベル（左図 神経系）】
核小体
細胞体
シナプス
細胞核
神経突起
ランビエ絞輪
樹状突起
軸索（神経繊維）
シュワン細胞
シナプスにおける神経伝達
軸索（神経繊維）
ミトコンドリア
シュワン細胞
神経終末
シナプス小胞
筋繊維
シナプス間隙
伝達物質の放出
シナプス後膜
ニューロン（神経細胞）
拡大
種々の標的細胞
細胞内情報伝達システムについては図2.6を参照

・高速（JR新幹線なみにm～μ秒で伝達）
・電気（または光）通信に類似
・一対一対応伝送

(a) 神経系情報伝達システム

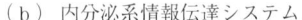

【図中ラベル（右図 内分泌系）】
種々の内分泌細胞
各種内分泌ホルモン分子
血流
種々の標的細胞
細胞内情報伝達システムについては図2.6を参照

・低速（1～10分で伝達）
・パイプライン通信に類似
・同時多発的に伝送

(b) 内分泌系情報伝達システム

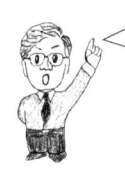

> からだの中で最も重要な情報伝達システムは神経系と内分泌系の二つである。前者は，新幹線なみ（スピードは"のぞみ"～"こだま"までいろいろだが）の高速通信と司令本部から標的臓器まで一対一対応が売りだ。一方，内分泌系は数分で全身一周の血管パイプラインを使うため，スピードは遅いが司令本部から同時一斉多発的にメッセージを送れることと受信アンテナの高感度性が売りだね！

図5.4 生体情報伝達システムの比較

な局所変化，すなわち過分極応答（一種の興奮状態）がつぎつぎに一方向に伝播することによって，情報（刺激）が中枢臓器と筋肉などの作用（標的）臓器，あるいは感覚臓器などの臓器に一元的に伝えられる仕組みで維持されている。そのメカニズムは電線やオプティカルファイバーにたとえることもでき，通常情報伝達のスピードは新幹線並みに速い〔150〜400 km/h，図5.4（b）〕。

　神経組織は普通，図5.4（a）に示すような構成で維持されている。神経細胞（ニューロン）間（シナプス前細胞-シナプス後細胞間）には神経細胞の一部である長い一本の軸索が延び，隣の神経細胞の短くかつ多数存在する樹状突起膜に対し，シナプス結合という特別な結合を形成する。軸索を伝わる電気的シグナル（活動電位）が，ここではアセチルコリンやグルタミン酸などの神経伝達物質（ニューロトランスミッタ）を介した化学的情報伝達に変換される。グリア細胞，アストロサイトやオリゴデンドロサイトなどの細胞は，このシステムを維持するために必要な共同作業細胞である。

　さて，このような構造とメカニズムで支えられている神経系が交通事故やさまざまなけがにより切断されることにより，致命的あるいはきわめて不便な半身不随，運動・歩行障害などが引き起こされ，患者や家族の苦しみは想像を絶するものがある。

　現在，このような神経系の再生医療としては，二つの流れにおいてバイオマテリアル研究がかかわっている。

　一つの試みは，清水慶彦らが成功させつつある。切断された末梢神経を直接ふん合することなく，人工接合チューブを用いて切断部位の両端の末梢神経のギャップを連絡して神経の再生を誘導させようとするものである。清水慶彦らのバイオマテリアル設計のポイントは，神経束が再生するまでの間，外部からの結合組織侵入の阻止，チューブ内の物質交流を促進するための血管新生，軸索やシュワン細胞の増殖促進，再生後のすみやかな分解吸収などであり，いくつかの候補の中からコラーゲンが最適の素材と結論された。

　こうして，動物実験でも，切断後の運動能力の回復と神経連絡の生理的データとして立証され，臨床治験の段階に入りつつある。今後，10 cm以上の長い

欠損の修復やより重篤な神経損復の回復へさらなるマテリアル設計が期待されている。

一方，ES 細胞や神経幹細胞の増殖と分化の制御による本格的な神経再生へのチャレンジもわが国の研究陣を筆頭に急速な進展ぶりを見せ，損傷された中枢神経は再生しないという通説を覆しつつある。

岡野栄之らはヒトの脳の海馬から神経幹細胞を取り出し，培養・増殖させることに成功した。幹細胞が分化して神経細胞になることが生殖機能的に確認されたので，パーキンソン病の治療などに使用できるのみならず，将来は学習や記憶の補助システムとしてもこれらの細胞を利用できる可能性が見え始めている。切断された神経組織に移植することによって，神経がつながる望みも出てきたのである。

5.3.4 骨・軟骨

組織工学・再生医療の領域でいま最も活発に研究され，実用化間近の感がするものの一つが，骨・軟骨の再生医療である。また，この分野は，人工臓器からバイオ人工臓器という開発研究の地味ながら長い歴史に支えられている。その延長線上に組織工学・再生医療への展開が自然に見られてきたという点でも特筆すべきものとなろう。

骨としては，ヒドロキシアパタイトを主成分とするスキャフォールド/マトリックス（足場）が利用されている。軟骨としてはヒアルロン酸や，グルコサミノグリカン類をそのまま材料として，あるいはそれを成分とするプロテオグリカン類が，再建用バイオマテリアルとして欠損部に注入して用いられてきた。それらをスキャフォールド/マトリックスとして $in\ vitro$（生体外）で対応する細胞を培養してハイブリッド型人工骨・軟骨とした後，$in\ vivo$（生体内）に埋植するアプローチがなされてきた。近年では再生医療的アプローチとして，例えば，軟骨細胞を自分の健常部から一部取り出し，図 5.5 のように，いったん体外（培養装置内）で培養して増殖させた後，さらに，別途採取した本人の骨膜上で培養させ，その後に損傷部位に移植する方法が一般的で，遅れ

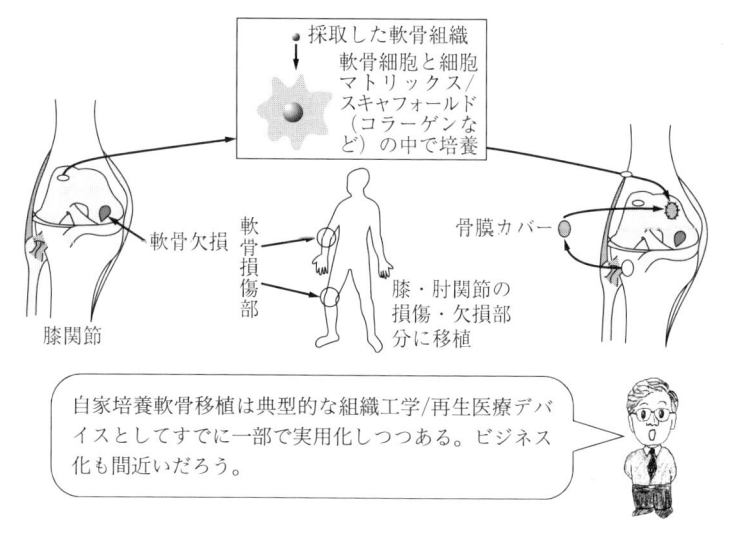

図中のテキスト:
- 採取した軟骨組織
- 軟骨細胞と細胞マトリックス/スキャフォールド（コラーゲンなど）の中で培養
- 軟骨欠損
- 軟骨損傷部
- 膝関節
- 膝・肘関節の損傷・欠損部分に移植
- 骨膜カバー

吹き出し：自家培養軟骨移植は典型的な組織工学/再生医療デバイスとしてすでに一部で実用化しつつある。ビジネス化も間近いだろう。

図 5.5　軟骨の再生医療

ていたわが国でも臨床的に試行され，成功をおさめつつある。

バイオマテリアルからのアプローチとしては軟骨細胞の体外培養用マトリックス/スキャフォールドの設計・開発や骨膜のバイオミメティックスが重要である。（硬）骨では自家骨移植，同種骨移植から始まり，一部分では海綿骨骨髄移植などを経て組織工学的手法への期待が高まりつつある。骨髄間葉系細胞をヒドロキシアパタイトの多孔体スキャフォールド内に組み込み，骨形成誘導タンパク（BMP）や血小板濃厚液などを加えることにより，骨形成に成功した例もある。田畑泰彦らは，開胸手術後の胸骨組織の治癒・再生を促進するために，ゼラチンハイドロゲルからb-FGFを徐放するシステムを開発して成功している。今後はさらにES細胞を利用した本格的な再生医療へのチャレンジの時代に移っていくことであろう。

5.3.5　角膜・網膜の再生医療

現在一部に臨床的に応用され，総括的に見て実用化に一番近い再生医療テクノロジーが角膜再生領域だろう。そもそも図5.6に示すように感覚器としての

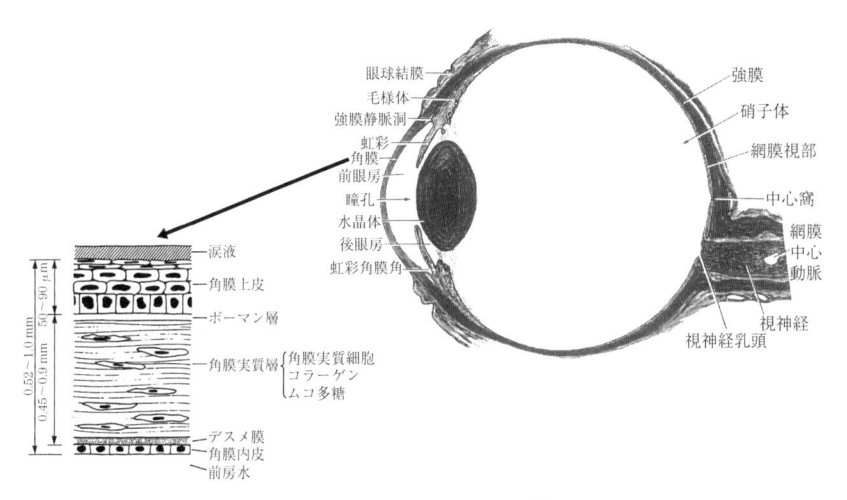

5.3 再生医療の臓器別展開　　*145*

(a) 眼球の縦断図と角膜の構造

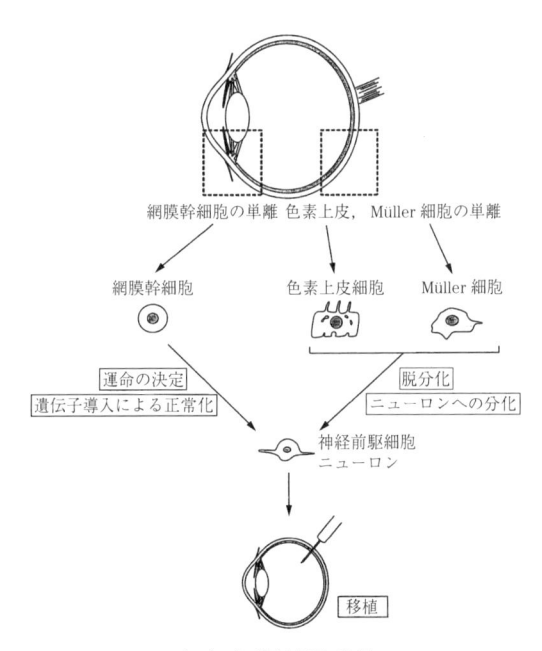

(b) 網膜幹細胞移植

図5.6　角膜・網膜の構造と再生医療へのチャレンジ

眼の構造は複雑であるが，各パーツ組織の役割分担は明確で工学的設計戦略は明確である。網膜は画像処理装置であり，医用電子工学技術で網膜に代わる撮像・画像処理装置が追求され，今日きわめて高性能のCCDデバイス，ビデオシステム開発の原動力ともなってきた。最近では網膜の再生医療的チャレンジが精力的に行われている。

岡野光夫らのグループは以前よりN-イソプロピルアクリルアミドモノマーを電子線照射によりグラフト重合してポリスチレンディッシュに固定化し，温度応答（37℃⇔室温または低温）性の細胞培養皿調製法を開発し，"細胞シート工学"のコンセプトの下に組織工学的展開を続けている。心筋細胞，肝細胞，ぼうこう上皮細胞など，いろいろな臓器構成細胞をシート状で培養し，無傷なシート状で回収することに成功している。

西田幸二らは，この原理に基づきこの皿上で角膜損傷した患者の自己の残存する角膜辺縁部（若干幹細胞が存在）より採取した角膜上皮細胞集団や口腔粘膜細胞を37℃で培養・増殖させ，コンフルエント（confluent）な細胞シートを形成させた。その後，低温（4℃）下に移し，角膜シートを簡単に剥離・回収して患者の角膜欠損部分に移植し，視力を完全に回復させることに成功した。こうして，角膜上皮の大幅欠損により，角膜移植によることなしには視力を取り戻すことができなかった多くの失明患者に，再生医療の福音を授けられる顕著な例となっている。

6 DDS，遺伝子治療への生体機能材料の応用

6.1 DDSとは

　各種疾患（病気）は2.1節で述べたからだのホメオスタシス（恒常性）の乱れである。からだの有する復原力（再生力）や生体防衛機能を補い，正常な状態に戻すためにさまざまな治療的処置がなされる。薬の投与はその最もポピュラーな手段である。5章で述べた再生医療はけっして急に登場してブームになった分野ではなく，薬の投与によっても復原・再生しきれなかったからだを人工的にプロセッシングした細胞や組織の移植など，別種の方法で助け，回復に向かわせようとする医療の最も原則的なアプローチを指しているにすぎないのである。

　さて，薬による治療も方法を誤れば，毒にもなって生命を脅かすものとなる。すなわち，いかに病気を助けようと主観的には願っても，薬物を，必要でない量を必要でない場所にまで，しかも必要でないときに投与するような場合がこれに当たる。現在の多くの薬は，程度の差はあるものの，結果的にはこのような副作用の生じるケースになってしまっていることは否めない。しかしながら，21世紀を迎え，この医薬投与上の弱点を克服するためのコンセプト，すなわちドラッグデリバリーシステム（DDS）への期待が高まりつつある。

　治したいところにだけ薬を到達させるという高い標的指向性と，薬の放出量を時間的にきちんと制御できるという優れたコントロールリリース性をそれぞ

れに,あるいはその両方ともあわせて有するシステムがいよいよ登場しつつあるのである.これは少しはやりの言葉を使えば,薬剤投与の"空間的・時間的制御"を目指す流れである.

6.1.1 標的臓器・細胞指向性高分子の設計

現在,さまざまな薬が開発され,さまざまな投与法が選択されている.図6.1は,新たに開発された薬物(薬理活性化合物)がどのように剤形化され,投与された後に薬効を発揮し,残りは代謝され排泄されていくかの運命をまとめたものである.

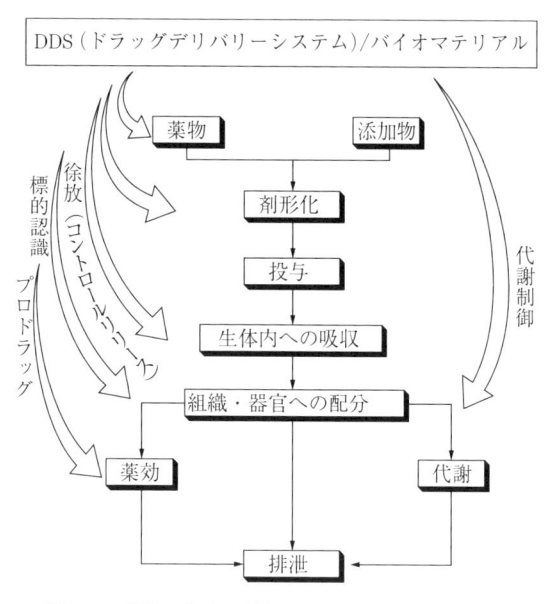

図6.1 薬物の運命を制御するバイオマテリアルのドラッグデリバリーへの応用

例えば,経口投与された薬は通常,小腸壁,胃壁などの消化器粘膜から吸収され,門脈を経て必ず肝臓へ到達する.肝臓内で主として肝細胞にほぼ自動的に取り込まれ,一定程度の解毒代謝を受け,胆汁とともに消化管へ排出される.この代謝を免れた薬が再び血流に乗り心臓に戻って,後は再び全身に向か

う．こうして生き残って全身の循環系に乗せられた薬のみが，薬効を発揮することになる．最適な医薬の設計とは，適切な解毒代謝を受けて処理される一方，投与された薬物の相当部分が血流に乗り，標的組織へ到達するようデザインすることを意味している．図 **6.2** に私たちのからだにさまざまな方法で投与された薬が体内で代謝されていくシステムを図解して示す．

投与の方法には，経口投与のほかに静脈注射，動脈注射，筋肉注射など，種々の注射法や皮膚経由，直腸経由（いわゆる座薬），舌下吸収（狭心症用のニトロ剤など）呼吸器経由（肺吸収）等々があるが，循環系の組織（解剖）学

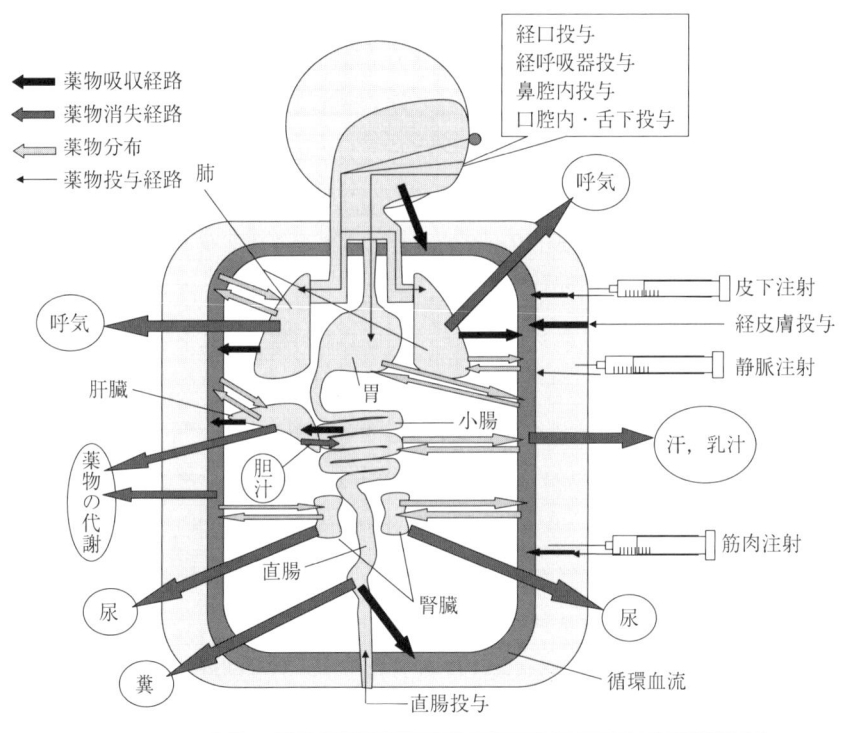

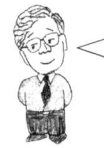

図 6.2 薬物の投与方法と代謝のプロセス

に照らし合わせて，投与後の薬の配送経路や運命を予測することが可能である（図6.2）。

医薬設計上の重要な課題はいったん血流に乗り，何回か全身を循環する間に，いわゆる網内系（RES，マクロファージなどの貪食細胞システム）という各所に存在する生体防御機構に不必要に迎撃され，打ち落とされることなく生き延び，毛細血管レベルで接触する各種内皮細胞の表面マーカーや物理的構造（有窓性，細胞間接着など）の違いを識別し，目指す標的細胞（がん細胞や治療対象の細胞）のみにだけ，取り込まれていくように薬を設計することである。通常，薬理活性を有する本体の薬物には細胞認識能は備わっていないので，いわば分子センサーともいうべき分子認識性リガンドと薬を一体化するのがよいとされる。こうして一体化されて分子設計（合成）されたものは，厳密には薬そのものではないので，通常プロドラッグと呼ばれている。高分子キャリヤに薬の本体と細胞認識性リガンドをいくつも共有結合し，生体内でキャリヤまたは側鎖の共有結合サイトが分解されていくようにデザインすれば，まずは標的の細胞をセンシングし，その後，細胞内でキャリヤの高分子主鎖や側鎖の分解や膨潤のスピードにシンクロナイズして薬が放出され薬効を発揮することになる。

このような高分子ミサイル型プロドラッグの設計コンセプトはすでに1970年代にRingsdorf（ドイツ）によって提唱され（**図6.3**），その後Kopechek（チェコスロバキア→アメリカ）らによって精力的に応用展開がなされている。Kopeckekらは，主鎖にアクリル系ビニルポリマーを選び，側鎖として生体内酵素分解スピードが高度に制御可能なオリゴペプチドスペーサーに抗がん剤であるアドレアマイシンなどを連結して配した上で，分子認識リガンドを側鎖に別途配する高分子プロドラッグを設計開発し，がん治療などの臨床応用を展開中である。

一方，この分子認識型プロドラッグとはまったく異なるコンセプトで，制がん剤開発に成功した注目すべきドラッグデリバリーの手法も紹介しておこう。前田 浩・松村保広らは細胞を認識しない高分子ミセル型プロドラッグが，網

6.1 DDS とは

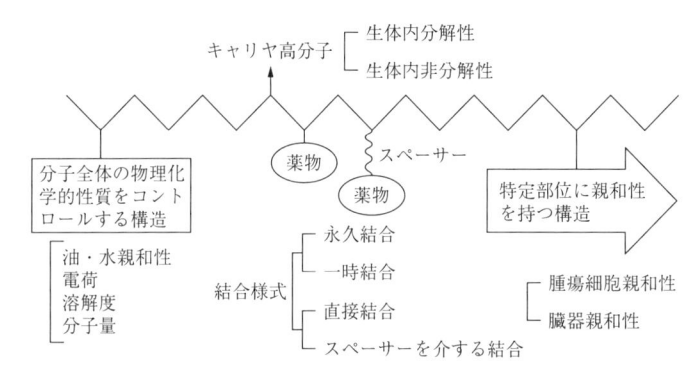

(a) Ringsdorf によって提唱された高分子化医薬の化学構造の概念図

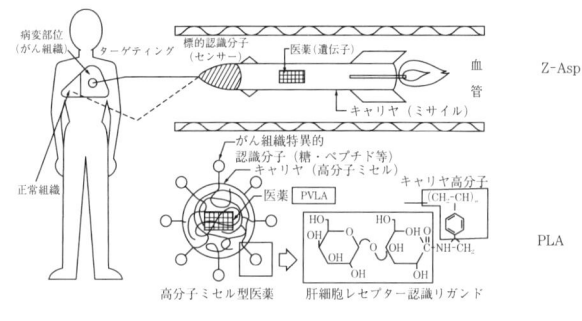

(b-1) 肝炎ウイルスを模倣したミサイル療法のイメージ図

(b-2) カスパーゼ阻害剤含有 PVLA ナノパーティクルの構造

(b) 著者らによる肝細胞指向性プロドラッグ(ミサイルドラッグ)への応用図

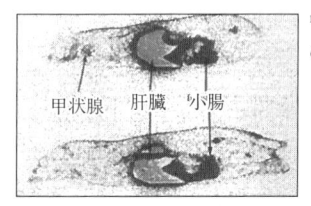

^{125}I-PVLA をラットに静脈注射(2 mg/kg)し,6 時間後の分布を示すオートラジオグラフィー

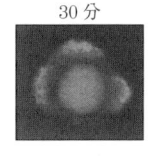

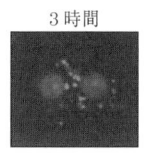

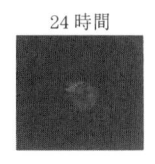

(c) オートラジオグラフィー

30 分   3 時間   24 時間

(d) 薬のモデルとして蛍光色素標識をつけた PVLA 高分子ミセルを培養肝細胞に加えた場合の経時的な細胞内取込み

図 6.3　高分子ミサイル型プロドラッグの設計コンセプト

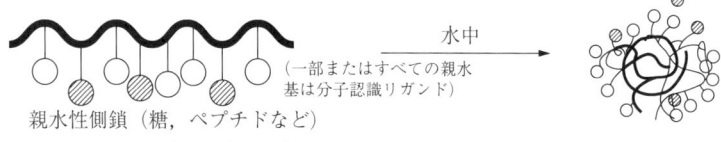

(一部またはすべての親水基は分子認識リガンド)

親水性側鎖（糖，ペプチドなど）

（a-1） 疎水性ポリマー（ポリスチレンなど）

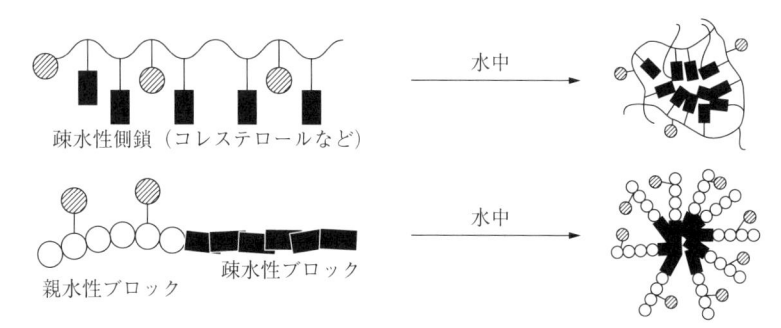

疎水性側鎖（コレステロールなど）

親水性ブロック　　疎水性ブロック

（a-2） 親水性ポリマー（多糖など）

疎水性フラグメント：■，親水性フラグメント：□○，分子認識リガンド：◎

（a） 分子認識リガンドを有する両親媒性高分子の分子設計と高分子ミセルの水中での予想構造

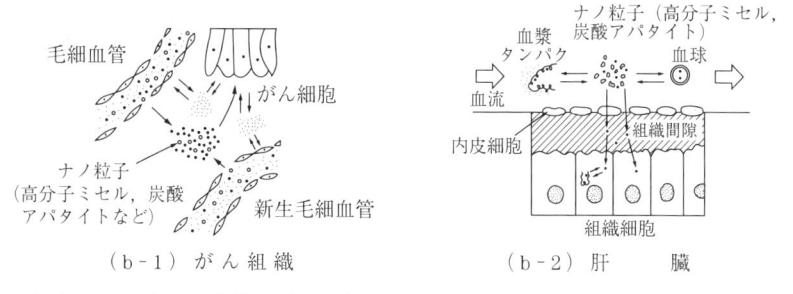

毛細血管　　がん細胞　　ナノ粒子（高分子ミセル，炭酸アパタイト）
ナノ粒子（高分子ミセル，炭酸アパタイトなど）　　新生毛細血管
血漿タンパク　血流　血球　内皮細胞　組織間隙　組織細胞

（b-1） がん組織　　　　　（b-2） 肝　　臓

（b）（b-1）がん組織や（b-2）肝臓における，ナノ粒子（高分子ミセル，炭酸アパタイトなど）による薬物のパッシブ/アクティブターゲティング

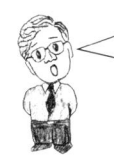

近年，わが国の研究者を中心に新しい高分子ミセルを設計して標的治療へ応用するチャレンジが行われている。

図6.4　高分子ミセル（ナノ粒子テクノロジーの応用例）の設計と受動型（パッシブ）/能動型（アクティブ）ターゲティング療法への応用

内系システムに打ち落とされることなく，血流中を長時間循環している内にがん組織に濃縮されていく現象を見出し，EPR 効果（enhanced permeability and retention effect）と名付けた（図 6.4）。

従来から，がん組織には即成型の新生血管が多く誘導されることは知られていた。がん組織が異常増殖を目指して兵站線としての血管を極端に粗製濫造するあまり，その毛細管レベルの透過性は異常に亢進していることもわかっていた。そこで，全身の網内系システム（RES）を回避できる不活性な表面（血液適合性表面）を有する高分子性のミセルやナノ粒子を設計すれば，通常通過できない大きさでも容易に通過し，がん組織部にしだいに取り込まれ，濃縮されることが期待された。これは受動的ターゲティング（passive targetting）と呼ばれ，積極的に標的をセンシングする前述の能動的ターゲティング（active targetting）と対比されるユニークなアプローチである。こうしてドラッグデリバリーシステムを用いた対がん戦略を担う重要なバイオマテリアルとして，ナノ微粒子（高分子ミセル，炭酸アパタイトなど）の利用が脚光を浴びるようになったのである。

6.1.2 薬剤放出を制御する高分子の設計

前項でも少し触れたように，薬物放出の時間的制御は，標的指向性すなわち，薬物デリバリーの空間的制御（位置制御）と並んで医薬の応用を夢あるものとしている。放出コントロールには，大別して二つの方法がある。一つは，高分子キャリヤなどに共有結合した薬をその結合サイトの生体内分解に応じて解き放つことであり，前述の Ringsdorf や Kopechek の提唱はこれに基づいている。一方，古くから大なり小なり利用されているものは，薬物がキャリヤに共有結合されておらず，薬剤システムとして設計し，投与後の担体の膨潤，分解に伴なう物性変化により，包摂されていた薬が徐々に放出されるというものである。この技術により，微粒子，フィルム，ペレット状に製剤加工（剤型化）された医薬の多くは現在でも，多少なりともコントロールリリースされて，吸収されていくことが多い。この技術においては，高分子などのバイオマ

テリアルの生体内分解（2.3.5項参照）の知識が非常に有効となる。

6.1.3　DDS設計のケーススタディー ― DDSによる劇症肝炎治療システムの開発

ここでは，6.1.1項と6.1.2項で紹介したドラッグデリバリーシステム（DDS）の標的（細胞）認識性と徐放性（コントロールリリース）の二大要件を応用した著者ら（渡辺恵史グループ）によるDDSの具体例をケーススタディーしてみよう。そもそもの出発点は著者らが開発した肝細胞認識性の合成糖質高分子PVLAが高分子ミセルをつくり，薬を包摂できるということを見出したことにある〔図6.4（a）参照〕。

わが国における肝疾患の多くはウイルス性肝炎であり，その死亡原因は大きく二つのケースに分けられる。すなわち，ウイルス感染に基づく急性あるいは劇症肝炎によるものと，慢性肝炎から肝硬変発症，つづく肝がんへの移行による肝不全である。最近では，肝炎ウイルスの除去療法においてインターフェロン（αまたはβ）や抗ウイルス剤（ラミブジンなど）の併用投与により，一定の効果を上げているが，これらの薬剤が効能を示さないケースも多い。この理由はさまざまだが，要因として，薬物代謝に関わる遺伝子の変異のほかには，薬剤の肝局所濃度が低く，滞在時間が短いという点が挙げられる。抗ウイルス剤は感染した肝細胞のみに特異性を有するわけではなく，副作用を考慮すると高濃度に全身投与するわけにはいかない。したがって，この領域におけるDDSの役割はきわめて大きいといえる。

肝炎において，その細胞障害時にはアポトーシスと呼ばれる細胞死が深く関与している。この細胞死の引き金となる機構や経路はさまざまであるが，そのシグナル伝達経路の下流では，カスパーゼ（caspase）と呼ばれる細胞内タンパク分解酵素群が細胞死の実行因子として活性化・機能していることが共通の現象として知られている。したがって，この酵素群を不活性化することによって，理論上肝炎の進行を制御することが可能となる。これまでいくつかの実験的肝炎モデル動物において，カスパーゼ阻害剤が肝炎発症を抑制するという報

告がなされている．しかしながら，カスパーゼ阻害剤はペプチド製剤のため，生体内・細胞内での半減期が非常に短く，肝臓内での薬物濃度を保つためには高頻度・多量投与が必要であった．以上のような問題点は，この傷の薬であるカスパーゼ阻害剤を肝臓特異的に集積させることと，同時に徐々に分解するポリマーの利用により，その放出速度を制御し，半減期を延ばすことによって，解決することができた．以下に肝臓指向性の肝炎治療システムの構築を試みた結果について紹介してみよう．

まず，生分解性ポリマーであるポリ-L-乳酸（poly [L-lactic acid]：PLA）と薬である疎水性のカスパーゼ阻害剤（Z-D-CH$_2$-DCB：Z-Asp）を混合させたナノ粒子を調製した．肝炎時の標的細胞は肝細胞であるため，このナノ粒子の表面を著者と小林一清らが共同で開発した両親媒性の糖質高分子PVLAをPLA調製時に乳化剤として応用することでコートすると，スチレンの疎水部でナノ粒子に吸着し，親水部のガラクトース残基が外側に露出する構造となる〔図6.4（a-1）参照〕．さらに，直径が約100 nmであるため，マクロファージなどの異物処理細胞からなる生体防御システムである網内系（RES）への取込みも最小限に抑えられるものと期待された（RES回避現象）．

まず，著者ら（渡辺恵史グループ）は，以前に肝炎において中心的役割を果たしている炎症性サイトカインの一つであるインターフェロンγ（interferon-γ：IFN-γ）が，マウス初代培養肝細胞に対し，直接アポトーシスを誘導することを見出しており，この *in vitro* の実験系を用いてZ-Asp含有PVLAナノ粒子（Z-PVLA-NP）の効果を検討した．その結果，Z-PVLA-NP系は，医薬（Z-Asp）のみの単独投与ではまったく細胞障害を抑制する効果を示さない濃度でも，効果的にアポトーシスを抑制することができた（図6.5）．コートされた高分子ミセルがガラクトースではなくマルトース側鎖を有するZ-PVMA-NPでは効果はなかった．また，抗Fas抗体により誘導される肝細胞死（Fas-Fasリガンド系）においても同様の効果が観測された．これは阻害剤に標的指向性を与えたため，細胞内局所濃度の上昇により，十分な薬理効果を発揮できた結果であると考えられる．標的指向性について検討するために薬

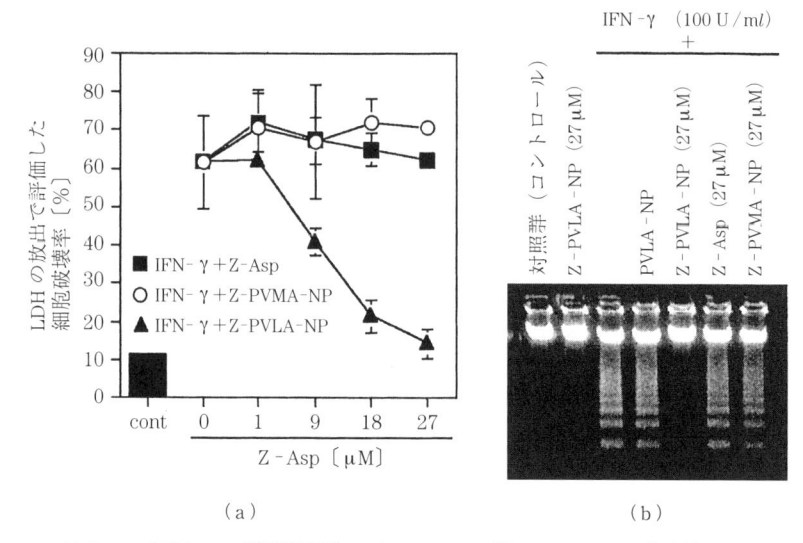

6. DDS,遺伝子治療への生体機能材料の応用

(a) グラフ: 横軸 Z-Asp [μM] (cont, 0, 1, 9, 18, 27), 縦軸 LDHの放出で評価した細胞破壊率 [%]
- ■ IFN-γ+Z-Asp
- ○ IFN-γ+Z-PVMA-NP
- ▲ IFN-γ+Z-PVLA-NP

(b) IFN-γ (100 U/ml) + 電気泳動像
レーン: 対照群(コントロール), Z-PVLA-NP (27 μM), PVLA-NP, Z-PVLA-NP (27 μM), Z-Asp (27 μM), Z-PVMA-NP (27 μM)

Z-AspのIFN-γで誘導肝細胞アポトーシスに対するZ-Aspの抑制効果を(a)細胞破壊に対するZ-Aspの投与方法と量の依存性と(b)遺伝子のラダー(階段状バンド)形成(アポトーシスの指標)で評価した。

図6.5 肝細胞培養系で評価されたカスパーゼ阻害剤(Z-Asp)封入PVLAナノ粒子のアポトーシス抑制効果

物(Z-Asp)のモデルも兼ねた蛍光性プローブ,FITCでラベルしたPVLAナノ粒子をマウスの尾静脈に投与した。3時間後の生体内分布を調べると,ほとんど肝臓に集積することが示された。一方,アシアロ糖タンパク質レセプター(肝レクチン)に親和性のないグルコース残基を側鎖に持つ高分子であるPVMA〔poly(N-p-vinylbenzyl-4-o-α-D-glucopyranosyl-D-gluconamide)〕で調製したナノ粒子では,肝臓への非特異的集積はほとんど認められなかった。さらに,フローサイトメーターの解析結果からも,肝細胞に特異的にガラクトース側鎖を有するPVLAナノ粒子が取り込まれていることが明らかとなった。

つぎに,インターフェロン-γ誘導にメカニズムが類似するコンカナバリンA誘導性の急性肝炎モデルをマウスに惹起し,この系を用いて,Z-PVLA-NPの *in vivo*(生体内)でのモデル肝炎に対する治療効果を検討した。その

6.1 DDSとは

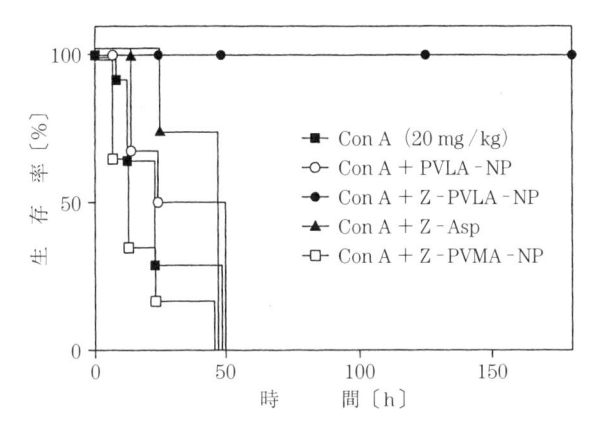

[グラフ: 生存率[%] vs 時間[h]
- Con A (20 mg/kg)
- Con A + PVLA-NP
- Con A + Z-PVLA-NP
- Con A + Z-Asp
- Con A + Z-PVMA-NP]

PVLAコートされたZ-Asp含有PLAナノ粒子系（図中 ●ConA-Z-PVLA-NP）のみが100％の救命（生存）に成功している。

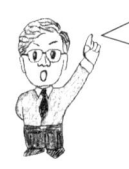

肝細胞認識性（ターゲティング能）と肝障害（アポトーシス）阻害剤を10時間オーダーで分解徐放する性質をあわせ持つポリ乳酸ナノ粒子を設計することにより劇症肝炎モデルを完璧に治療できる新しいDDSを開発できたのです！

図6.6 *in vivo* でのコンカナバリンA誘導急性肝炎モデルマウスに対するカスパーゼ阻害剤含有PVLAナノ粒子の救命効果

結果，図6.6に示すように，Z-PVLA-NPのみが *in vivo* 実験で完全な肝炎死の抑制効果を示しており，すべてのマウスを救命することができた．ここでデータとしては省略してあるが，ナノ粒子の構成成分としてポリ乳酸のほかにグリコール酸と乳酸とのコポリマーを用いることにより，阻害剤の徐放速度を制御することも可能となった．これは病気の発症とそれをくい止める薬剤の徐放時間との間のシンクロナイゼーションの重要性を意味している．このようにDDSにおけるコントロールリリース薬剤は医薬品の生体内有効性 (bioavailability) の著しい向上をもたらすものと期待される．

ここでは，肝指向性のDDSにカスパーゼ阻害剤を用いた例について，その肝炎抑制効果を示したが，このシステムはほかの肝臓病にも応用することができる．例えば，現在問題となっている肝臓におけるマラリア原虫の休眠体の除

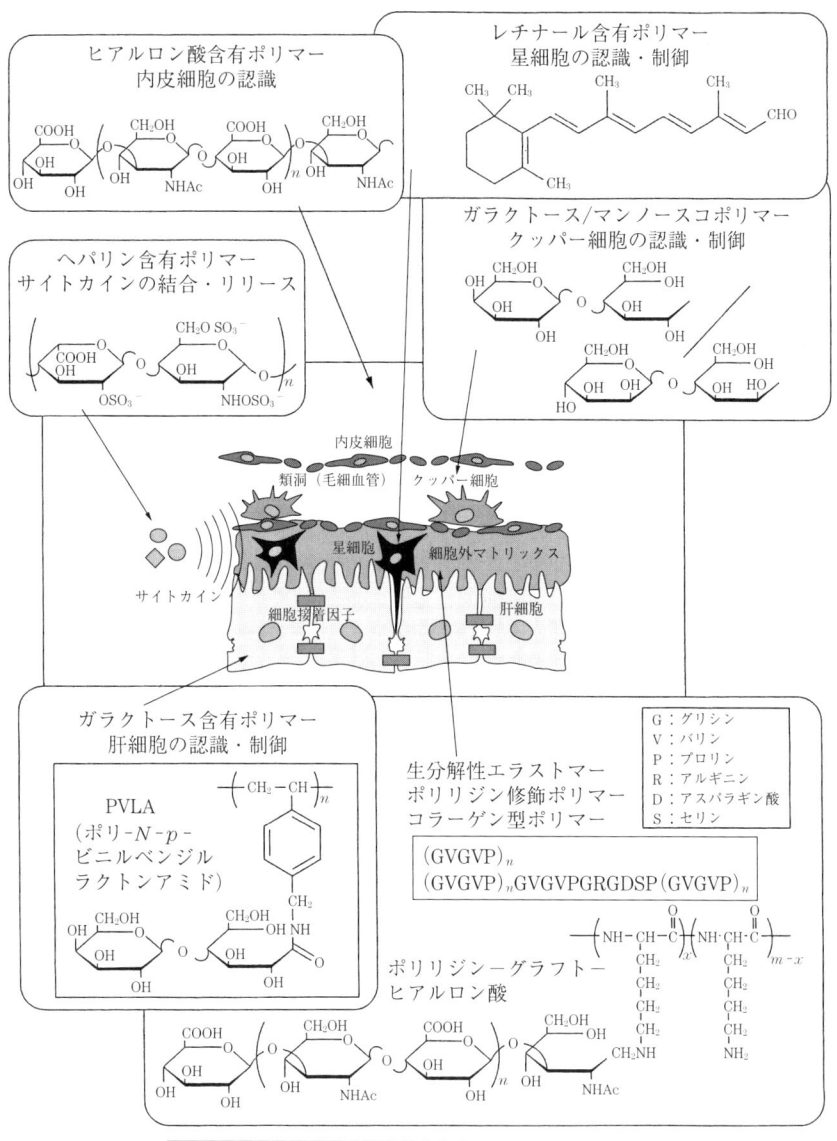

6. DDS，遺伝子治療への生体機能材料の応用

ヒアルロン酸含有ポリマー　内皮細胞の認識

レチナール含有ポリマー　星細胞の認識・制御

ヘパリン含有ポリマー　サイトカインの結合・リリース

ガラクトース/マンノースコポリマー　クッパー細胞の認識・制御

内皮細胞
類洞（毛細血管）
クッパー細胞
星細胞
細胞外マトリックス
サイトカイン
細胞接着因子
肝細胞

ガラクトース含有ポリマー　肝細胞の認識・制御

PVLA
(ポリ-N-p-ビニルベンジルラクトンアミド)

生分解性エラストマー　ポリリジン修飾ポリマー　コラーゲン型ポリマー

G：グリシン
V：バリン
P：プロリン
R：アルギニン
D：アスパラギン酸
S：セリン

$(GVGVP)_n$
$(GVGVP)_n GVGVPGRGDSP(GVGVP)_n$

ポリリジン-グラフト-ヒアルロン酸

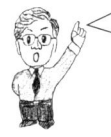

私は肝臓社会や他の臓器を相手にその構成細胞それぞれをめがけて薬や遺伝子，アンチセンスDNA，siRNA，などを送達する分子ミサイルロケット株式会社を設立したいと考えているんだ！

図 6.7　標的指向性細胞認識分子による肝臓構成細胞の機能制御

去もその一つであると期待される。今後は,肝臓に対する各種遺伝子,アンチセンス DNA, siRNA, リボザイムなどのキャリヤとしての応用範囲が広がると期待される。

　この章の最後として,著者らが取り組んでいる肝実質細胞以外の肝臓構成細胞に対する標的指向性細胞認識分子について紹介する(図6.7)。代表的なものとして,肝類洞内皮細胞ではヒアルロン酸含有ポリマー,クッパー細胞ではガラクトース/マンノースコポリマー,肝星細胞ではレチナール含有ポリマーが挙げられる。これとは別に,サイトカインの徐放機能を抑制するヘパリン含有ポリマーなどの研究も進めている。いずれも,バイオミメティックな発想に基づいた細胞認識性材料の設計を目指すマトリックス工学からのアプローチの応用であり,これらの研究領域が DDS 技術の進歩に貢献する日の近いことを実感しつつある。

6.2 遺伝子治療に果たす高分子材料

　現在,遺伝子に起因する病気が数多く知られている。
　血友病の多くは,肝細胞がつくる血液凝固因子IVやVIIのタンパク質合成をコードしている遺伝子の欠損か異常によるものである。
　重症免疫不全症,例えば SCID-X1 は骨髄造血幹細胞表面に存在するインターロイキン(IL)-2, 4, 7, 9, 15 のレセプターに共通のガンマ(γ)鎖の遺伝子(X 染色体 q 13 に存在)に異常があり,これらインターロイキン(IL)が結合できないために発症する。この遺伝子異常のため造血幹細胞が免疫反応に必須の T 細胞やナチュラルキラー細胞になれないのである。2000 年 4 月 28 日の「サイエンス(Science)」誌によれば,フランスのグループはマウス白血病ウイルス(レトロウイルスの一種)の自己増殖に関連した遺伝子を除去したもの(ベクターウイルス)に,IL レセプター γ 鎖の遺伝子をあらかじめ取り出されていた骨髄造血幹細胞の遺伝子に導入し,患者の体内に戻したところ,正常な γ 鎖遺伝子を有するナチュラルキラー細胞が確認されたというものである。患者の免疫力の回復も確認されている。わが国ではアデニンデアミナー

ゼ（ADA）遺伝子欠損症（免疫不全症）に対して，同様の方法で遺伝子治療が試みられている。

ヒューマンゲノムの解読作業の結果，2万2～3000個の遺伝子の存在が確認され，そのうち1～2000種が病気に関連の深い遺伝子であると提案されている。実際，24本（22対の常染色体とX，Y性染色体）の染色体のどの場所に，遺伝子異常が起こると，疾患が発生するのかについての解析作業が少しずつ進行中である。ウェルナー症候群（成人早老症，第8染色体），クローン病（第16染色体），ディシェンヌ型筋ジストロフィー（X染色体），パーキンソン病，ハンチントン病（いずれも第4染色体），インスリン依存型糖尿病（第6染色体）等々，さまざまな遺伝子病が遺伝子レベルで説明されつつあり，遺伝子治療の対象となりつつある。

さて，遺伝子治療の方法としては現在，2通りのアプローチがなされている。一つは前述の例で紹介したように，弱毒化したウイルスや組替えウイルスに目的とする遺伝子を導入する方法である。アデノウイルスやレトロウイルス，アデノ随伴ウイルスなどがよく利用されるウイルスである。

もう一つは，非ウイルス性の運び屋（ベクター）に遺伝子を乗せてカチオンリポソームやリン酸カルシウム粒子と一体化させた後に導入する方法である。それぞれまず体外に出された治療対象の細胞や（造血）幹細胞に遺伝子導入し，それを確認後に体内に戻す場合と，いきなり遺伝子導入ウイルス（ベクター）を血液中や筋肉中に注射や投与する場合とがある。

これまで，高効率性のために多用されてきたウイルス性ベクターを用いる方法は，最近ではウイルス感染など患者の死亡事故も含むトラブルが発生するケースがあり，現在，見直し時期に入っている。さらに悪いことには，ごく最近のニュースによれば，前述したサイエンス誌に報じられたSCID-XIの遺伝子治療を受けた患者の数人ががん（白血病）の発生により死亡したという。それ故，より安全な非ウイルス性ベクター開発に対する期待が高まり，これまでの欠点である効率の低さを克服し，直接体内に投与したり，血液タンパク質の存在系で使用する際の効率的な遺伝子発現を達成しようといろいろなチャレンジ

6.2 遺伝子治療に果たす高分子材料

が進められつつある。

本書では，この非ウイルス性ベクターのキャリヤ（運搬役）として各種のバイオマテリアルが有効であることを述べよう。

これまで，人工的なキャリヤ（担体）に遺伝子を結合させて，細胞内に導入する技術は生体外（$in\ vitro$）を中心に長い間研究されてきた。**図 6.8** に代表的な遺伝子の細胞内導入法をまとめて示す。リン酸カルシウム法〔図

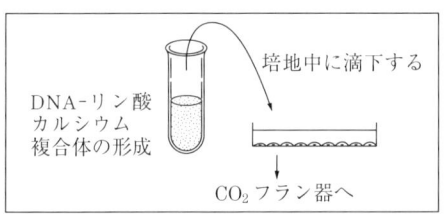

（a）リン酸カルシウム法

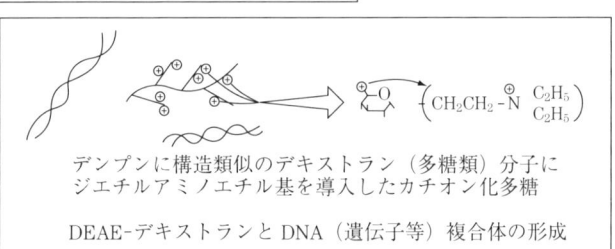

（b）DEAE 化デキストラン法

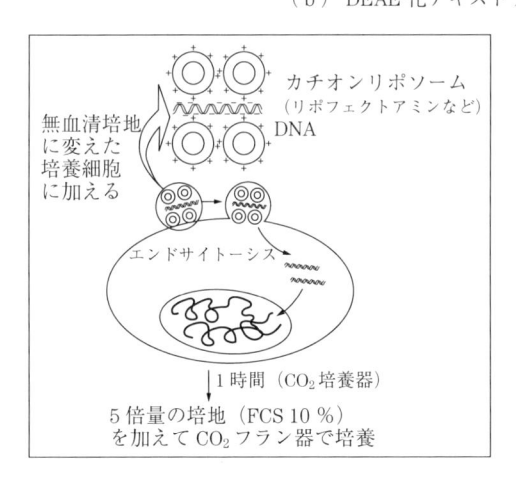

（c）リポフェクション法

図 6.8 種々の非ウイルス的遺伝子導入法

6.8（a）〕は，溶液中でリン酸カルシウムとDNAの複合体粒子を形成させ細胞内に貪食で取り込ませる最も手軽でオーソドックスな方法である。DEAE（ジエチルアミノエチル）化デキストラン法〔図6.8（b）〕は，このものとDNAをイオン的相互作用を中心に結合させ，さらに細胞への吸着・貪食を進行させて遺伝子導入する方法で，これも手軽な方法である。前述の2法に替わり，近年最も多用されている方法がカチオンリポソーム法ともいえるリポフェクション法である〔図6.8（c）〕。

リポフェクション法の詳細は不明であるが，基本的にはプラス荷電を有する分子を含む脂質分子でつくられたカチオンリポソームとマイナス荷電過剰のDNA（遺伝子）とで荷電を打ち消し合いつつ形成される全体で，ややプラス荷電の残存するコンプレックス粒子を細胞（ややマイナス荷電）に吸着させ，内部に取り込ませるというものである。

この方法は現在，非ウイルス性（合成系）キャリヤによる遺伝子導入法としては最も高い遺伝子発現効率を誇るものである。しかしながら，やや細胞毒性が高く，血清，血液（マイナス荷電の多いタンパク質が豊富）中では大幅な活性低下があるなどの問題点を抱えている。

最近，二つの非ウイルス性遺伝子導入法が注目されている。一つは片岡一則グループにより精力的に展開されている高分子ミセル法である。これはポリエチレングリコール（PEG）鎖ブロックと側鎖が正荷電のオリゴリジンなどのポリカチオン鎖ブロックを共有結合させた，あまり分子量の大きくないブロックコポリマーを水溶液中でDNAと混合すると，サイズが数十nmにそろった高分子ミセルができるという原理に基づいている（**図6.9**）。この中心（コア）部分にDNAを含む高分子ミセルを細胞と接触させると細胞内に取り込まれ，適切な設計条件により，DNA遺伝子が細胞内でリリースされ核内に入り，高効率で遺伝子発現するというものである。

最近ではコア部分にあらかじめ-SH基を導入しておくことにより，細胞内に入った後に-SS-結合の細胞内還元（-SH化）が進み，DNAを放出できるようにするなど，さまざまな改良が進められ，リポフェクション法を凌駕する

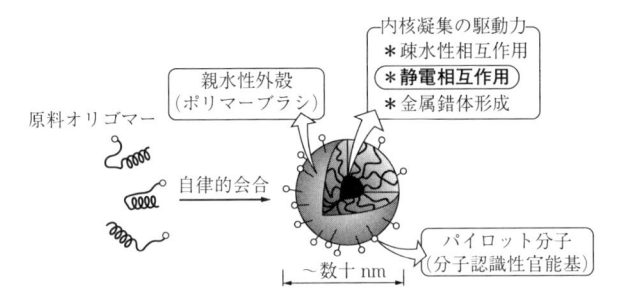

(a) 高分子ミセル型遺伝子キャリヤの設計原理（片岡一則ら）

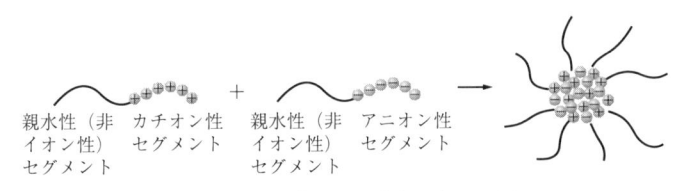

(b) 静電相互作用を駆動力とする一例

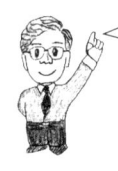

粒子径の比較的均一なナノ粒子を形成することによりコア部分に包摂された遺伝子(DNA)，医薬などさまざまな生理活性分子を細胞内に導入できることになった。

図 6.9　コア（core）部分の種々の相互作用を駆動力として利用した高分子ミセル形成と生理活性分子の DDS（片岡一則ら）

ほど性能が上がっている（図 6.10）。

一方，ウイルス型の効率の良さと，非ウイルス型の良さをあわせ持つハイブリッド型の方法もわが国で生み出されている。

細胞膜融合活性を有するセンダイウイルス（HVJ，インフルエンザウイルスの一種）の膜成分（膜融合活性残存）を組み込んだ混合リポソーム中にDNA 遺伝子を封入するという工夫により，ウイルスの危険性がまったく排除され，しかもきわめて活性の高い新しい遺伝子導入システムが設計されたのである（図 6.11）。この方法に基づき，HGF（血管内皮細胞や肝細胞の増殖因子）の遺伝子が，末梢循環不全（壊死になりやすい）糖尿病合併症などの患部に注入され，顕著な治療効果を上げている。今後，心筋梗塞部など本格的な血

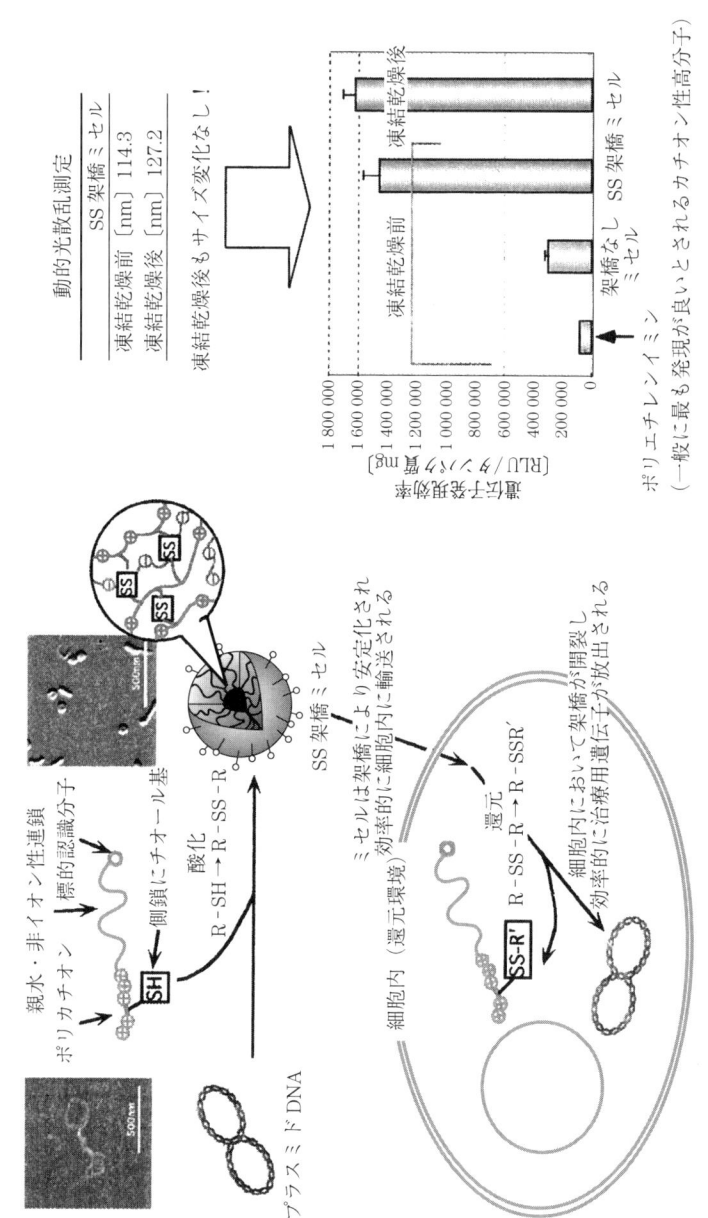

図 6.10 細胞内環境にシンクロナイズする SS 架橋高分子ミセル型遺伝子キャリヤの設計とその成果（片岡一則ら）
（一般に最も発現が良いとされるカチオン性高分子ポリエチレンイミン）

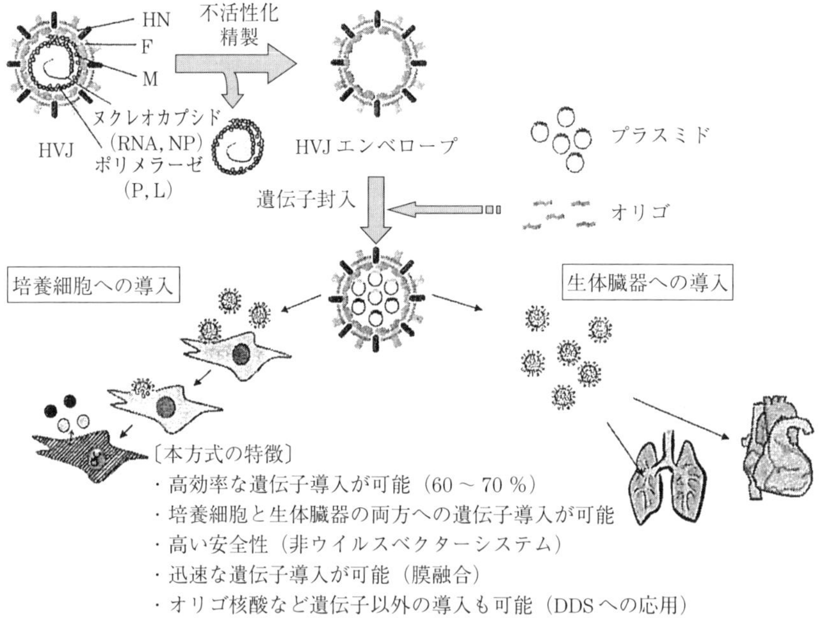
HN
F
M
不活性化
精製
ヌクレオカプシド
(RNA, NP)
ポリメラーゼ
(P, L)
HVJ
HVJエンベロープ
プラスミド
遺伝子封入
オリゴ
培養細胞への導入
生体臓器への導入
〔本方式の特徴〕
・高効率な遺伝子導入が可能（60～70％）
・培養細胞と生体臓器の両方への遺伝子導入が可能
・高い安全性（非ウイルスベクターシステム）
・迅速な遺伝子導入が可能（膜融合）
・オリゴ核酸など遺伝子以外の導入も可能（DDSへの応用）

図6.11 HVJエンベロープベクターによる遺伝子導入（金田敦史ら）

管閉塞部位の治療などへの適用が追求されるという。合成系キャリヤに乗せるものも遺伝子本体だけではなく，各種DNA（アンチセンスDNAなど）やそのアナログ化合物（RNAなど）のほか，リボザイム，siRNA（RNAiなど）などのRNA類，さらには各種のタンパク質や合成化合物など，遺伝子機能の発現制御に関与する物質すべてが候補になりつつある。遺伝子治療の概念も手法の開拓とともに大幅に広がりつつある。

いずれも，遺伝子の複製，転写，翻訳のプロセスの解明により，送達する物質（分子）によって，いつ，どの場所でなにを制御すればよいのかが明らかにされつつあるから，設計図が描きやすくなったためである。

必要な時刻に，一定時間に限り必要な量だけ物質（分子）を必要な三次元空間（場所）に送り，作用させるというドラッグデリバリーシステム（DDS）で磨きつつある技術は遺伝子治療システムの開発にも有効に応用される可能性がきわめて高い。

本項の最後に，これまで述べてきた遺伝子治療につながる細胞内遺伝子導入法のケーススタディーとして，最近，著者らのグループが開発した炭酸アパタイト法というインパクタブルな方法を紹介してみよう。この方法は，従来から汎用されてきたリン酸カルシウム法（水酸化アパタイト法）の改良法（炭酸緩衝液をメジウムとする）として偶然生み出された方法であるが，従来法に比べきわめて有利な特徴を有している。通常，安定な結晶をつくりやすく大粒子化しやすいリン酸カルシウム法に比べ，炭酸水素ナトリウムがメジウム中に存在することで，形成されるアパタイトとしての結晶性が低く，きわめてサイズの小さな微粒子（ナノ粒子）として維持しやすく，それ故，細胞内に貪食による取込みを受けやすい。ポリアニオンであるDNA（遺伝子）とイオンコンプレックスを形成した，炭酸アパタイトのナノ粒子は，細胞内に取り込まれ，エンドソーム化される。結晶性のやや低い炭酸アパタイトのナノ粒子は弱酸性のエンドソーム，さらにはリソゾーム内できわめてスピーディーに，結晶崩壊（バースト）し，カルシウム，リン酸，炭酸などのその成分イオンに分解し，保持していたDNAを放出する。このプロセスの迅速性がほかのいかなる遺伝子導入法に比べてもすぐれているために，DNA（遺伝子）の分解を抑え，エンドソームからの脱出，さらには核内到達を効率的に高めているものと推測される（図6.12）。

これにより，pH応答性の炭酸アパタイトナノ粒子は，図6.13（a）に示すようにレセプターを介さない非特異的な貪食機構に基づいて，DNA（遺伝子）を細胞内で発現・機能させることに成功した。本方法は非ウイルス系の中ではこれまで最高値を示すことの多かったリポフェクション法（リポフェクタミン利用）や従来型リン酸カルシウム法に比べても，5～100倍（細胞種に依存）高い効率で導入・発現させることができる。

このナノ粒子には，アシアロ糖タンパク質やトランスフェリンなど，肝細胞やある種のガン細胞の膜表面に存在するレセプターに認識されるタンパク質やそのモデル高分子（ナノファイバー）をコートすることも可能である。細胞認識性リガントをコートされたDNA含有ナノ粒子は，図6.13（b）に示すよう

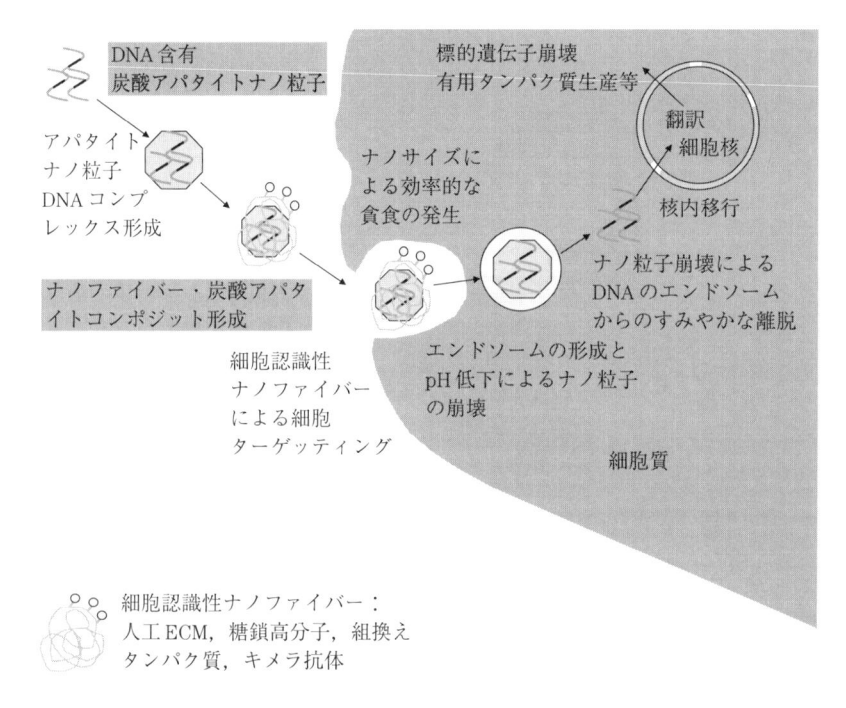

6.2 遺伝子治療に果たす高分子材料　　167

図 6.12 ナノファイバー（ナノ素子）・炭酸アパタイトコンポジットによる細胞特異的な遺伝子発現機構の概略図

に，細胞特異的にかつ飛躍的に高い効率で遺伝子発現をさせることができる。

　体内，特に細胞内に治療や診断を目的に送り込みたい分子はこれまで述べた遺伝子にとどまるものではない。最近では，アンチセンスDNAやそのアナログペプチド（PNA），デコイ（おとり）DNA，リボザイム，アンチジーンDNA，さらにはsiRNA（RNAi）や抗体・転写制御因子，シグナル伝達因子などのタンパク質など生体分子全般に向けて，その送達技術は高められつつある。

　以上に述べたように炭酸アパタイトナノ粒子，高分子ミセルを筆頭に非ウイルス系キャリヤ設計の重要性は高まるばかりである。

　本分野は医学・薬学・生物学・材料工学・化学等々の分野に属する大きな好奇心と高い情熱を有する若い研究者を引きつけてやまない超学際的世界であるように思われる。

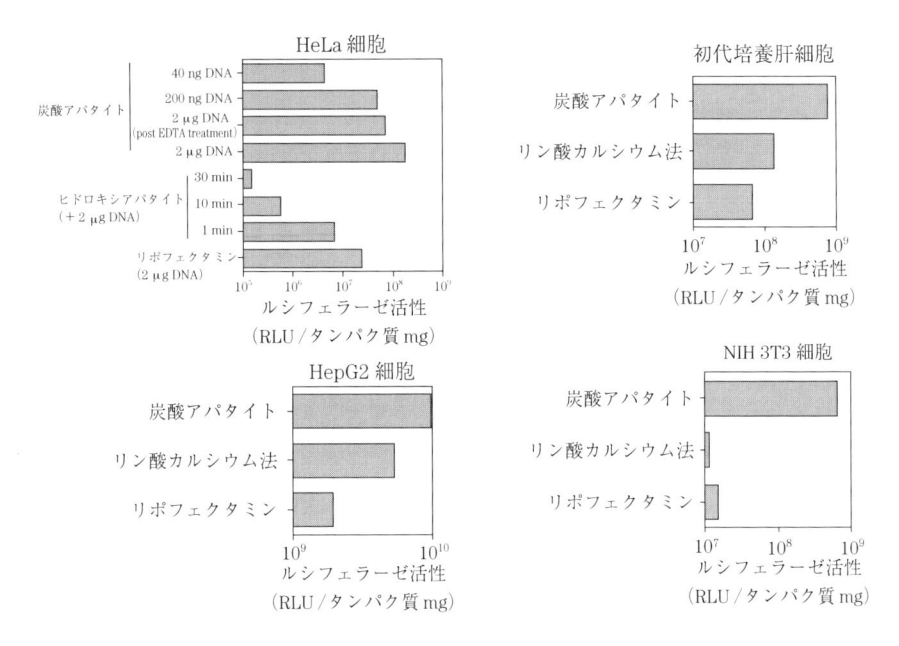

6. DDS，遺伝子治療への生体機能材料の応用

(a) 炭酸アパタイトナノ粒子法による各種細胞に対する遺伝子導入効率の従来法との比較

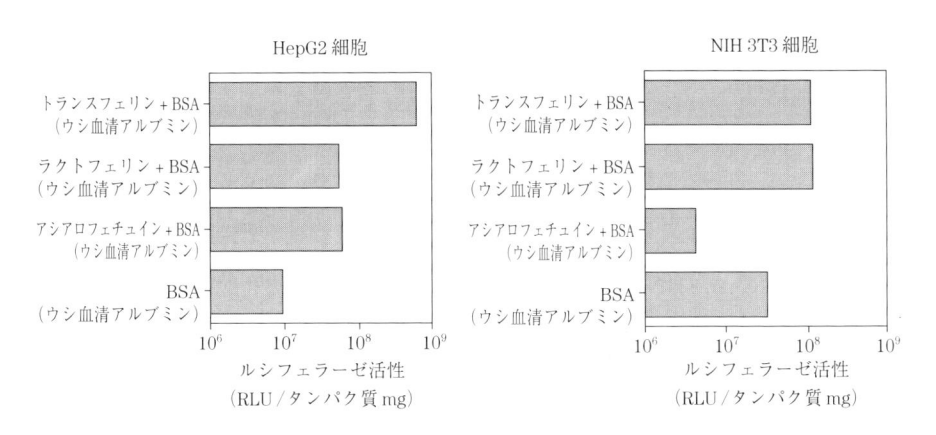

(b) 各種細胞認識分子（ナノファイバー）でコートした炭酸アパタイトナノ粒子法による細胞特異的遺伝子導入効率の比較

図 6.13 新しい炭酸アパタイトナノ粒子法に基づく遺伝子導入効率（従来法との比較）

7 ナノテクノロジーとバイオマテリアルの接点

　近年，アメリカを震源として世界各地に活性化の地震を引き起こしているナノテクノロジーとバイオマテリアル研究との関連性にも触れてみよう。
　ナノテクノロジーは，文字通り nm（ナノメートル，10^{-9} m）オーダーの材料・デバイス・分子集合体を設計・調製・加工・計測することを追求する科学技術である。このことはそもそも，半導体の集積化が μm オーダーまで進み，さらに高度な情報処理を可能とする IT デバイスを開発するためには，サブμm，さらには nm サイズまでのプロセッシングを可能とすることが不可欠であるという状況の中から提唱されてきた感が強い。スローガンがわかりやすいこともあって，怒濤のごとく，多くの研究者がナノテクノロジーを標榜しているわけで，バイオマテリアル研究者としては，冷静かつ自信をもって対処することも必要である。
　以下に述べるように，そもそもバイオマテリアルが対象とする生物現象，細胞現象が高度に制御されたナノ粒子ワールドにあったといえよう。
　すでに本書の各所で述べたことであるが，酵素，抗体，遺伝子などの生体分子そのものがナノオーダーの分子マシーンであり，それらが自己組織化や相互作用ネットワークに組み込まれているものである細胞クラスではレセプターの各種リガンドによるクラスター化，細胞内各種シグナル伝達を担う分子マシナリーシステムや，細胞運動や形態形式をつかさどるアクチン，マイクロチューブール，中間径フィラメントなどの分子マシナリーシステム等々ナノマシンシス

テムのオンパレードである。細胞外のマトリックス（接着の足場）は各種のコラーゲン，プロテオグリカンとあたかもそれらをつなぐ連結器ともいうべきフィブロネクチン，ラミニン等々，ナノマシンファイバーのネットワークで成り立っている。

　本書で，これまでも至るところで述べてきたように，バイオマテリアルの生体適合性や生体機能性はこれらナノマシンワールドの主役としてのタンパク質・遺伝子などの生体分子や，細胞を相手に発揮されるべきものであり，これまでナノテクノロジーそのものの視点で設計・開発がなされてきた。バイオナノテクノロジーを制御してこそ，バイオマテリアルの設計が可能となってきた歴史を有しているともいえる。

　新しい工学的視点に立つナノテクノロジー時代を迎えて，マテリアルバイオロジー，マテリアルゲノミクスとしてのバイオマテリアル研究への期待にはきわめて大きいものがある。

引用・参考文献

1) 櫻井靖久,赤池敏宏他著:医用高分子,共立出版(1978)
2) 日本生体医工学会編,中林宣男,石原一彦,岩﨑泰彦共著:バイオマテリアル,コロナ社(1999)
3) 高分子学会編:ニューポリマーサイエンス,講談社(1993)
4) 浅野茂隆,小澤和恵,藤正 巖編:移植と人工臓器,岩波書店(2001)
5) 筏 義人編著:再生医工学—基盤技術の確立と臨床応用をめざして—,化学同人(2001)
6) 室田誠逸編:再生医学・再生医療(現代化学増刊41),東京化学同人(2002)
7) 上田 実編:ティッシュ・エンジニアリング,名古屋大学出版会(1999)
8) 筏 義人著:バイオマテリアル,日刊工業新聞社(1988)

索　引

【あ】

アガロース　109
アガロースゲルビーズ　118
アシアロ糖タンパク質　56
アスコルビン酸　128
アストロサイト　142
アセチルコリン　142
アデニンデアミナーゼ（ADA）遺伝子欠損症　159
アデノウイルス　160
アデノ随伴ウイルス　160
アドレアマイシン　150
アノイキス　11
アブコサン51　53
アポトーシス　11, 28, 154
アルギン酸ゲル　118
アルデヒド処理　77
アルブミン化ヘム　97
アルブミン合成　119
アンチセンス　65, 159
アンチセンスDNA　75
アンモニア代謝能　119

【い】

イオンチャネル　140
異物反応　38
インスリン　107, 140
インターフェロン　81
インターフェロンγ　155
インテグリン　11, 55, 128
インテリジェント　62
インテリジェントマトリックス材料　14
インプラント　37, 76
インプラント材　64, 73
インプラント材料　32

【う】

ウェルナー症候群　160

【え】

炎症反応　18, 26
延伸テフロン　91
エンドクリン　129
エンドサイトーシス　28

【お】

オートクリン　129
オプソニン効果　29
オリゴデンドロサイト　142
オリゴリジン　162

【か】

階層化ハイブリッド人工血管　106
角膜辺縁部　146
カスパーゼ　154
カチオンリポソーム　160
カドヘリン　11, 121
カプセル化　28
過分極応答　142
ガラクトース　56
肝炎　115
肝芽細胞　123
環境ホルモン　33
肝硬変発症　154
肝細胞　57, 58
幹細胞　132
肝軸索　119
肝実質細胞　113

肝小葉　113
完全吸収性　76
肝部分切除　136

【き】

機械的劣化　65
キチン　54
キトサン　54
キャリヤ　161
キュプロファン　53
凝固因子　22
極性　119
キレート剤　58

【く】

グラフトポリマー　42
グリア細胞　142
グリコール酸　157
グルカゴン　140
グルコサミノグリカン　143
クロム処理カットガット　68
クローン病　160

【け】

劇症肝炎　154
血液凝固　18
血液凝固因子　19, 113
血液適合性　40, 63
血液反応プロファイル　49
結晶崩壊　166
血糖値調節　109
限外ろ過療法　82

【こ】

抗血栓性　40

抗血栓性評価法	47, 49		中間水	47
高分子ミセル	57		中空糸	115, 118
高分子ミセル法	162	【す】	中空糸膜	45, 85
小型肝細胞	138	スキャフォールド 65, 74,		
呼気ガス	69	75, 80, 102, 128, 132, 144	【て】	
ゴースト	67	スフェロイド 2, 59, 117	ディシェンヌ型筋ジストロ	
骨髄肝幹細胞	138		フィー	160
骨髄間質細胞	134	【せ】	ディッセ腔	119
コラゲナーゼ	76	生体機能材料 1, 2, 45	デコイ	167
コラーゲン	54, 72, 128	生体機能性 35, 51	テフロン	52
コンドロイチン	99	生体適合性 35, 51		
コントロールリリース	147	生体内分解現象 65	【と】	
		生体内劣化 65	糖質ポリマー	51
【さ】		セグメント化ポリウレタン	透析用中空糸	83
再生医工学	132	52, 89, 93	トロンビン	23
再生医療	132	セシウム 128		
再生セルロース	85	接着タンパク質 9	【な】	
再生セルロース膜	80	ゼラチンハイドロゲル	ナイロン	53
細胞外マトリックス		144	ナノテクノロジー	169
	11, 13	セラミックス材料 101	ナノマシンファイバー	
細胞社会	9	セレン 128		170
細胞周期	136	前凝固処理 93	ナノ粒子	155
細胞認識機能	136	前駆細胞 132		
細胞認識性高分子材料	54	センダイウイルス 163	【に】	
材料生化学	39	せん断ストレス 131	ニコチンアミド	128
			2-ヒドロキシエチル	
【し】		【そ】	メタクリレート	43
シアル酸	56	造血幹細胞 134	ニューロトランスミッタ	
時空間情報制御型	126	組 織 9		142
始原生殖細胞	134	組織幹細胞 134	ニューロン	142
自己複製能	134	組織工学 102	尿 酸	82
シナプス	142		尿 素	82
受動的ターゲティング		【た】		
	153	胎児肝細胞 123	【ね】	
受容体	55	体内吸収性材料 65	ネフロン	7
シュワン細胞	142	ダクロン 67		
シリコンゴム	64	多能性幹細胞 134	【の】	
神経幹細胞	134, 143	胆 管 113	能動的ターゲティング	
人工血管	64	炭酸アパタイト法 166		153
人工腎臓	37	胆汁排泄能 119		
人工透析法	82		【は】	
人工ヘム錯体	97	【ち】	バイオインスパイアド	
人工ヘモグロビン	78	チタン系合金 101		129
		チトクロム P 450 33		

バイオインスパイアド工学 80
バイオマテリアル 1,6,13,28,32
バイオミメティック 78
バイオメディカルマテリアル 1
バイオリアクター 74
ハイブリッド化 78
ハイブリッド人工肝臓 113
ハイブリッド人工血管 93,105
ハイブリッド人工腎臓 85
ハイブリッド人工臓器 101
胚様体 124
パーキンソン病 143
ハーゲマン因子 23
パーフロロカーボン 82
パラクリン 129
バルク水 47
ハンチントン病 160

【ひ】

ヒアルロン酸 143,159
ピケットフェンス型ポルフィリン 97
非実質細胞 117
微小胆管様 117
ヒドロキシアパタイト 143,144

【ふ】

フィーダー細胞 103
フィブリノーゲン 23
フィブリン 23
フィブリンゲル 14,23,105
フィブロイン 98
フィブロネクチン 55,128
不活性化（または平滑化）表面設計 42
腹膜透析 86
腹膜透析療法 82
物理化学的劣化 66
不凍水 47
プラズマ 30
プラズマ細胞 32
プラズマフェレシス 85
ブリッジユース 91
ブロック型高分子膜 87
ブロックコポリマー 162
プロテオグリカン 87
分解速度 69
分子認識性リガンド 150
分子マシーン 169

【へ】

ベクター 160
ベクターウイルス 159
ヘテロスフェロイド 118
ヘモグロビン 94
ヘモグロビン封入人工赤血球 97

【ほ】

抱合反応酵素 33
星細胞 117
骨形成誘導タンパク 144
ボーマン嚢 83
ホメオスタシス 4,6,16,18,64,131,147
ポリアクリルアミド 42
ポリアミド 75
ポリアミノ酸 76
ポリウレタン 128
ポリエステル 67
ポリエステルアミド 75
ポリエステルカーボネート 75
ポリエチレングリコール 42,81
ポリエチレンテレフタレート 53,91
ポリグリコール酸 65
ポリサッカライド 75
ポリジメチルシロキサン 87
ポリスルフォン膜 80,85,87
ポリスルフォン 128
ポリ乳酸 65
ポリ-L-乳酸 155
ポリビニルホルマール樹脂 118
ポリフィリン 94
ポリメチルメタクリレート 101
ポリメトキシエチルアクリレートポリマー 45
ボール弁 64

【ま】

マイクロカプセル 113
マウス白血病ウイルス 159
膜電位 140
マトリックス 132
マトリックス工学 135
マトリックスメタロプロテアーゼ 76
マルトース結合型糖鎖高分子 109
慢性糸球体腎炎 82

【み】

ミクロキャリヤ法 74
ミクロ相分離ポリマー 50
ミサイル型プロドラッグ 150
ミセル型プロドラッグ 150

【め】

免疫担当細胞 30
免疫反応 30

【も】

門脈 113

【や】

薬物代謝 117

索　　　引　　175

薬物代謝能	119			リポフェクション法	59	
薬物トランスポーター		【ら】		リン酸カルシウム	160	
	33, 122	ラクチド	70	リンパ球	30	
薬理活性化合物	148	ラミニン	55			
【ゆ】		ランゲルハンス島	107	【る】		
融合タンパク質	121	【り】		類洞内皮細胞	117	
有窓性	150	リソソーム	76	【れ】		
【よ】		リボザイム	159	レトロウイルス	160	
		リポソーマルヘム	82			
羊膜細胞	124	リポソーム	94			

【B】

β細胞	107
BAL システム	127
BSE	73
BSE 騒ぎ	42

【C】

chemotaxis	26

【D】

DDS	1, 33, 147
DEAE 化デキストラン法	162
DL 体ポリマー	69
DNA 合成能	60

【E】

ECM	140
ELAD システム	127
EPR 効果	153
ES 細胞	124, 132

【F】

Fas	155

FGF	14

【H】

HEMA	43
HGF	136

【L】

L 体ポリマー	69

【M】

MAP キナーゼ	55
mitogen	59
motogen	59
MPC ポリマー	51
MRI	2

【N】

N-イソプロピルアクリルアミド	146

【O】

oval cell	138

【P】

PI 3 キナーゼ	55
PNA	167
PVLA	57, 117, 154
PVMA	156

【Q】

QOL	85

【R】

RES	150
RES 回避	155

【S】

siRNA	65, 75, 159
synalysis（シナリシス）	49

【Z】

Z-Asp	155

―― 著者略歴 ――

1969 年　東京大学工学部合成化学科卒業
1975 年　東京大学大学院工学系研究科博士課程修了（合成化学専攻）
1975 年　工学博士（東京大学）
1975 年　東京女子医科大学助手（日本心臓血圧研究所）
1980 年　東京農工大学助教授（工学部）
1990 年　東京工業大学教授（生命理工学部）
1999 年　東京工業大学大学院教授（生命理工学研究科）
2009 年　東京工業大学教授（フロンティア研究センター）
2010 年　東京工業大学卓越教授（フロンティア研究機構）
2012 年　東京工業大学大学院特任教授（生命理工学研究科）
　　　　東京工業大学名誉教授
2014 年　公益財団法人国際科学振興財団 再生医工学バイオマテリアル研究所所長
　　　　現在に至る

生体機能材料学 ― 人工臓器・組織工学・再生医療の基礎 ―
Biofunctional Materials
― Fundamentals for Artificial Organs, Tissue Engineering and Regenerative Medicine ―

© Toshihiro Akaike 2005

2005 年 10 月 26 日　初版第 1 刷発行
2014 年 8 月 20 日　初版第 4 刷発行

検印省略

著　者　赤　池　敏　宏
　　　　あか　いけ　とし　ひろ
発行者　株式会社　コロナ社
代表者　牛来真也
印刷所　新日本印刷株式会社

112-0011　東京都文京区千石 4-46-10
発行所　株式会社　コロナ社
CORONA PUBLISHING CO., LTD.
Tokyo　Japan
振替 00140-8-14844・電話 (03) 3941-3131 (代)

ホームページ http://www.coronasha.co.jp

ISBN 978-4-339-06712-5　（水谷）　（製本：牧製本印刷）
Printed in Japan

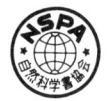

本書のコピー，スキャン，デジタル化等の無断複製・転載は著作権法上での例外を除き禁じられております。購入者以外の第三者による本書の電子データ化及び電子書籍化は，いかなる場合も認めておりません。

落丁・乱丁本はお取替えいたします

再生医療の基礎シリーズ
―生医学と工学の接点―

(各巻B5判)

コロナ社創立80周年記念出版
〔創立1927年〕

■編集幹事　赤池敏宏・浅島　誠
■編集委員　関口清俊・田畑泰彦・仲野　徹

配本順			頁	本体
1.(2回)	再生医療のための**発生生物学**	浅島　誠編著	280	4300円
2.(4回)	再生医療のための**細胞生物学**	関口清俊編著	228	3600円
3.(1回)	再生医療のための**分子生物学**	仲野　徹編	270	4000円
4.(5回)	再生医療のためのバイオエンジニアリング	赤池敏宏編著	244	3900円
5.(3回)	再生医療のためのバイオマテリアル	田畑泰彦編著	272	4200円

バイオマテリアルシリーズ

(各巻A5判)

		頁	本体
1. 金属バイオマテリアル	塙　隆夫／米山隆之 共著	168	2400円
2. ポリマーバイオマテリアル ―先端医療のための分子設計―	石原一彦著	154	2400円
3. セラミックバイオマテリアル	岡崎正之／山下仁大 編著　尾坂明義・石川邦夫・大槻主税・井奥洪二・中村美穂・上高原理暢 共著	210	3200円

定価は本体価格＋税です。
定価は変更されることがありますのでご了承下さい。

図書目録進呈◆

ME教科書シリーズ

(各巻B5判，欠番は品切です)

■日本生体医工学会編
■編纂委員長　佐藤俊輔
■編纂委員　稲田　紘・金井　寛・神谷　瞭・北畠　顕・楠岡英雄
　　　　　　戸川達男・鳥脇純一郎・野瀬善明・半田康延

	配本順		書名	著者	頁	本体
A-1	(2回)		生体用センサと計測装置	山越・戸川共著	256	4000円
A-2	(16回)		生体信号処理の基礎	佐藤・吉川・木竜共著	216	3400円
A-3	(23回)		生体電気計測	山本尚武・中村隆夫共著	158	3000円
B-1	(3回)		心臓力学とエナジェティクス	菅・高木・後藤・砂川編著	216	3500円
B-2	(4回)		呼吸と代謝	小野功一著	134	2300円
B-3	(10回)		冠循環のバイオメカニクス	梶谷文彦編著	222	3600円
B-4	(11回)		身体運動のバイオメカニクス	石田・廣川・宮崎・阿江・林共著	218	3400円
B-5	(12回)		心不全のバイオメカニクス	北畠・堀編著	184	2900円
B-6	(13回)		生体細胞・組織のリモデリングのバイオメカニクス	林・安達・宮崎共著	210	3500円
B-7	(14回)		血液のレオロジーと血流	菅原・前田共著	150	2500円
B-8	(20回)		循環系のバイオメカニクス	神谷瞭編著	204	3500円
C-2	(17回)		感覚情報処理	安井湘三編著	144	2400円
C-3	(18回)		生体リズムとゆらぎ ―モデルが明らかにするもの―	中尾・山本共著	180	3000円
D-1	(6回)		核医学イメージング	楠岡・西村監修　藤林・田口・天野共著	182	2800円
D-2	(8回)		X線イメージング	飯沼・舘野編著	244	3800円
D-3	(9回)		超音波	千原國宏著	174	2700円
D-4	(19回)		画像情報処理（I） ―解析・認識編―	鳥脇純一郎編著　長谷川・清水・平野共著	150	2600円
D-5	(22回)		画像情報処理（II） ―表示・グラフィックス編―	鳥脇純一郎編著　平野・森共著	160	3000円
E-1	(1回)		バイオマテリアル	中林・石原・岩崎共著	192	2900円
E-3	(15回)		人工臓器（II） ―代謝系人工臓器―	酒井清孝編著	200	3200円
F-1	(5回)		生体計測の機器とシステム	岡田正彦編著	238	3800円
F-2	(21回)		臨床工学(CE)とME機器・システムの安全	渡辺敏編著	240	3900円

以下続刊

A	生体用マイクロセンサ	江刺正喜編著	C-4 脳磁気とME	上野照剛編著
D-6	MRI・MRS	松田・楠岡編著	E-2 人工臓器（I） ―呼吸・循環系の人工臓器―	井街・仁田編著
F	地域保険・医療・福祉情報システム	稲田紘編著	F 医学・医療における情報処理とその技術	田中博編著
F	病院情報システム	石原謙著		

定価は本体価格+税です。
定価は変更されることがありますのでご了承下さい。

図書目録進呈◆

臨床工学シリーズ

(各巻A5判，欠番は品切です)

- ■監　　　修　日本生体医工学会
- ■編集委員代表　金井　寛
- ■編　集　委　員　伊藤寛志・太田和夫・小野哲章・斎藤正男・都築正和

配本順			頁	本体
1. (10回)	医学概論（改訂版）	江部　充他著	220	2800円
5. (1回)	応用数学	西村千秋著	238	2700円
6. (14回)	医用工学概論	嶋津秀昭他著	240	3000円
7. (6回)	情報工学	鈴木良次他著	268	3200円
8. (2回)	医用電気工学	金井　寛他著	254	2800円
9. (11回)	改訂 医用電子工学	松尾正之他著	288	3300円
11. (13回)	医用機械工学	馬渕清資著	152	2200円
12. (12回)	医用材料工学	堀内孝・村林俊 共著	192	2500円
13. (15回)	生体計測学	金井　寛他著	268	3500円
20. (9回)	電気・電子工学実習	南谷晴之著	180	2400円

以下続刊

- 4. 基礎医学Ⅲ　玉置憲一他著
- 10. 生体物性　椎名毅他著
- 14. 医用機器学概論　小野哲章他著
- 15. 生体機能代行装置学Ⅰ　都築正和他著
- 16. 生体機能代行装置学Ⅱ　太田和夫他著
- 17. 医用治療機器学　斎藤正男他著
- 18. 臨床医学総論Ⅰ　岡島光治他著
- 21. システム・情報処理実習　佐藤俊輔他著
- 22. 医用機器安全管理学　小野哲章他著

ヘルスプロフェッショナルのためのテクニカルサポートシリーズ

(各巻B5判)

- ■編集委員長　星宮　望
- ■編　集　委　員　髙橋　誠・徳永恵子

配本順			頁	本体
1.	ナチュラルサイエンス（CD-ROM付）	高橋誠・但野茂・和田仁彦・有田龍三郎 共著		
2.	情報機器学	高橋誠・永田啓 共著		
3. (3回)	在宅療養のQOLとサポートシステム	徳永恵子編著	164	2600円
4. (1回)	医用機器Ⅰ	田村俊世・山越憲一・村上肇 共著	176	2700円
5. (2回)	医用機器Ⅱ	山形仁編著	176	2700円

定価は本体価格＋税です。
定価は変更されることがありますのでご了承下さい。

図書目録進呈◆

ヒューマンサイエンスシリーズ

(各巻B6判，欠番は品切です)

■監　修　早稲田大学人間総合研究センター

			頁	本体
1.	性を司る脳とホルモン	山内　兄人／新井　康允 編著	228	1700円
2.	定年のライフスタイル	浜口　晴彦／嵯峨座晴夫 編著	218	1700円
3.	変容する人生 ―ライフコースにおける出会いと別れ―	大久保孝治 編著	190	1500円
5.	ニューロシグナリングから知識工学への展開	吉岡　亨／市川　一寿／堀江　秀典 編著	164	1400円
6.	エイジングと公共性	渋谷　望／空閑　厚樹 編著	230	1800円
7.	エイジングと日常生活	高木　知／田戸　和功 編著	184	1500円
8.	女と男の人間科学	山内　兄人 編著	222	1700円
9.	人工臓器で幸せですか？	梅津　光生 編著	158	1500円
10.	現代に生きる養生学 ―その歴史・方法・実践の手引き―	石井　康智 編著	224	1800円
11.	いのちのバイオエシックス ―環境・こども・生死の決断―	木村　利人／掛江　直子／河原　直人 編著	224	1900円

定価は本体価格+税です。
定価は変更されることがありますのでご了承下さい。

図書目録進呈◆

技術英語・学術論文書き方関連書籍

技術レポート作成と発表の基礎技法
野中謙一郎・渡邉力夫・島野健仁郎・京相雅樹・白木尚人 共著
A5／160頁／本体2,000円／並製

マスターしておきたい 技術英語の基本
Richard Cowell・佘　錦華 共著
A5／190頁／本体2,400円／並製

科学英語の書き方とプレゼンテーション
日本機械学会 編／石田幸男 編著
A5／184頁／本体2,200円／並製

続 科学英語の書き方とプレゼンテーション
－スライド・スピーチ・メールの実際－
日本機械学会 編／石田幸男 編著
A5／176頁／本体2,200円／並製

いざ国際舞台へ！
理工系英語論文と口頭発表の実際
富山真知子・富山　健 共著
A5／176頁／本体2,200円／並製

知的な科学・技術文章の書き方
－実験リポート作成から学術論文構築まで－
中島利勝・塚本真也 共著
A5／244頁／本体1,900円／並製
　日本工学教育協会賞（著作賞）受賞

知的な科学・技術文章の徹底演習
塚本真也 著
工学教育賞（日本工学教育協会）受賞
A5／206頁／本体1,800円／並製

科学技術英語論文の徹底添削
－ライティングレベルに対応した添削指導－
絹川麻理・塚本真也 共著
A5／200頁／本体2,400円／並製

定価は本体価格＋税です。
定価は変更されることがありますのでご了承下さい。

図書目録進呈◆

バイオテクノロジー教科書シリーズ

(各巻A5判)

■編集委員長　太田隆久
■編 集 委 員　相澤益男・田中渥夫・別府輝彦

配本順			頁	本体
1. (16回)	生命工学概論	太田隆久著	232	3500円
2. (12回)	遺伝子工学概論	魚住武司著	206	2800円
3. (5回)	細胞工学概論	村上浩紀・菅原卓也共著	228	2900円
4. (9回)	植物工学概論	森川弘道・入船浩平共著	176	2400円
5. (10回)	分子遺伝学概論	高橋秀夫著	250	3200円
6. (2回)	免疫学概論	野本亀久雄著	284	3500円
7. (1回)	応用微生物学	谷吉樹著	216	2700円
8. (8回)	酵素工学概論	田中渥夫・松野隆一共著	222	3000円
9. (7回)	蛋白質工学概論	渡辺公綱・小島修二共著	228	3200円
10.	生命情報工学概論	相澤益男他著		
11. (6回)	バイオテクノロジーのためのコンピュータ入門	中村春木・中井謙太共著	302	3800円
12. (13回)	生体機能材料学 — 人工臓器・組織工学・再生医療の基礎 —	赤池敏宏著	186	2600円
13. (11回)	培養工学	吉田敏臣著	224	3000円
14. (3回)	バイオセパレーション	古崎新太郎著	184	2300円
15. (4回)	バイオミメティクス概論	黒田裕久・西谷孝子共著	220	3000円
16. (15回)	応用酵素学概論	喜多恵子著	192	3000円
17. (14回)	天然物化学	瀬戸治男著	188	2800円

定価は本体価格+税です。
定価は変更されることがありますのでご了承下さい。

図書目録進呈◆